Katharina Bonk

KAMA SUTRA, BABY!

SIEBEN ORGIASTISCHE SEX-FLOWS

MIT ILLUSTRATIONEN
VON KIM HOSS

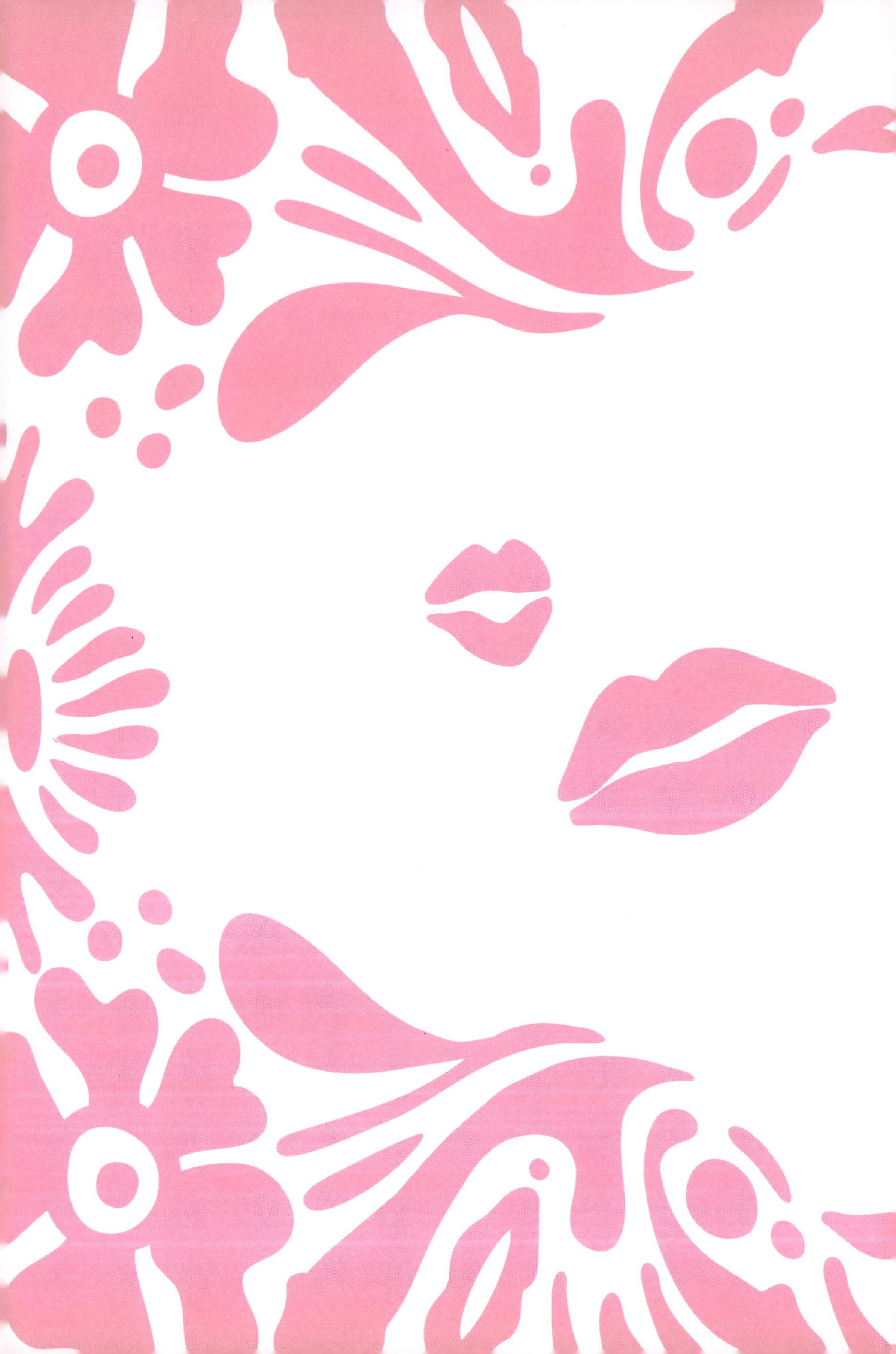

Für
Ferdinand,

die Liebelei
meines Lebens

Inhalt

Vorspiel

Kama ... – was?

Lovers & Loverines, ein herzlichstes Willkommen im *Kamasutra*! Die Gerüchteküche brodelt tüchtig, wenn es um dieses altindische Werk geht, von dem fast alle eine grobe Vorstellung und auch Meinung haben, aber fast niemand sagen kann, worum es dabei wirklich geht. Uns ploppen Bilder von anatomisch unmöglich anmutenden oder kräftezehrenden Sexstellungen in den Kopf, und wir denken: *Kamasutra, das ist doch, wenn die Yogis verknotet poppen* ... Ein Gefühl von Neugierde und Das-auch-können-Wollen begleitet zumeist die vorgeschobene Distanz. Dieses Buch möchte euch die Kunst des *Kamasutra* näherbringen. Auf nette, frische und ganzheitliche Weise.

Doch first things first! Was ist denn nun eigentlich dieses *Kamasutra* außer Sexgymnastik? Das *Kamasutra*, wie es uns heute vorliegt, ist im Grunde ein kommentiertes Sammelwerk, dessen Ursprung im Alten Indien liegt und das zirka 250 bis 350 nach Christus entstand. Es handelte sich um Schriften und Essays, welche über die Zeit zu zerfleddern und verloren zu gehen drohten, woraufhin ein indischer Mann, über den nicht viel mehr als sein Name bekannt ist, diese sortierte, zusammenfasste und kommentierte: Mallanaga Vatsyayana. Deswegen spricht man heute auch vom *Kamasutra* nach Vatsyayana. Es besteht aus sieben Büchern, welche wiederum in mehrere Kapitel unterteilt sind. Kleiner Funfact am Rande: Die Kopulations-Stellungen, welche heute gemeinhin mit dem *Kamasutra* gleichgestellt werden, umfassen lediglich das zehnte Kapitel im dritten Buch. Merkt ihr was? Na klar haben wir ein großes und offensichtlich vorangestelltes Interesse an schlüpfrigen Themen, und so erging es dem *Kamasutra* ganz ähnlich wie dem Tantra, das gleicherweise im allgemeinen Verständnis auf Sexpraktiken und Massagen reduziert wird.

Das Wort *Kama* wird mit Sinnlichkeit oder auch Lust übersetzt

Das *Kamasutra* könnte mit ein bisschen Wohlwollen als einer der ersten Beziehungsratgeber bezeichnet werden. Innerhalb der sieben Bücher werden die Leser*innen gelehrt, wie sie ein gutes Leben führen, wie sie einander romantisch näherkommen, wie Beziehungen zu gestalten sind und wie Mensch diese erotisch leben und optimieren kann. Der Titel legt bereits die Betonung auf die körperlichen Freuden: Das Wort *Kama* wird mit Sinnlichkeit oder auch Lust übersetzt. Hinter *Sutra* verbirgt sich der Begriff für die indischen Lehrschriften in Versform. Es handelt sich also um ein Lehrbuch über die Lust. Klingt gut, oder? Neben den romantischen und sexy Praktiken, die eigentlich lediglich im dritten Buch abgehandelt werden, gibt uns das *Kamasutra* einen tiefen Einblick in die gesellschaftlichen Strukturen des alten Indiens. Deswegen sind die meisten Autoren, die das *Kamasutra* literarisch neu aufarbeiten, der Auffassung, dass nur eines, höchstens zwei der Bücher heute noch Relevanz haben. Ich wiederum bin davon überzeugt, dass uns jedes Buch noch etwas sagen und uns bereichern kann; wenn denn in den rechten Rahmen gesetzt und gekonnt analogisiert. So komme ich zum nächsten Kapitel.

This is reloaded

Es ist mir ein großes Anliegen, euch den dem *Kamasutra* innewohnenden Zauber einzuhauchen. Um dies zu tun, habe ich es für das einundzwanzigste Jahrhundert sinngemäß übertragen und mache es damit meinem Vorgänger Vatsyayana gleich, indem ich das *Kamasutra* neu sortiere, kommentiere und auch erweitere. Was zunächst anmaßend erscheinen mag, hat seine Berechtigung. Die Hintergründe seines Enstehens, also Zeitepoche und Geographie, erschweren die heutige Rezeption. Vieles, was darin steht, taugt für uns nur, wenn es entsprechend neu gedeutet und in den Kontext unserer Zeit gestellt wird. Auch wenn Vatsyayana schreibt, das *Kamasutra* könne von gesellschaftlich hochgestellten Frauen gelesen und gelernt werden, so ist es doch in seinem Kern ultra-patriarchal. Und ja, ich meine *ultra*. Denn tatsächlich liest sich das *Kamasutra* wie eine Pick-Up-Artist-Anleitung, die den Männern erklärt, wie sie frau ins Bett und in die Ehe tricksen (durch Lügen, Betrügen und auch Gewalt) und wie sie frau dann anschließend mit vielen anderen Frauen betrügen können und wie diese wiederum rumzukriegen sind.

Lasst euch den dem *Kamasutra* innewohnenden Zauber einhauchen.

Ein gleichermaßen zentrales Thema ist, welche Frau dabei überhaupt nur des Mannes Aufmerksamkeit verdient hat (sittsam, furchtsam, bezwingbar, schwach, schön und reich, frei von Traurigkeit, ohne maskulinen Einschlag, Namen dürfen nicht auf l oder r enden) und wie Frau sich dann in der Ehe zu benehmen hat (den Gatten wie einen Gott behandeln, niemals widersprechen, Nebenfrauen dulden, alles für ihn tun). Es versteht sich von selbst, dass ich mich gegen dieses Frauenbild richte, das im Kern fern von Humanität und Gleichberechtigung ist und realitätsferne wie auch absurde Pauschalitäten verkündet.

Zum erzkonservativen Geschlechterbild gesellt sich die absolute Heteronormativität. So ist beispielsweise in einem Kapitel von Männern die Rede, die auf gleichgeschlechtliche Menschen stehen, welche dann als *Eunuchen* geführt werden. *Well* …

Das geht heute für uns natürlich gar nicht, aber ich glaube eben, das *Kamasutra* auf ein paar Stellungen zu reduzieren, ist nicht die Lösung. Selbst in den haarsträubendsten Kapiteln verbergen sich Anweisungen, die sich mit ein bisschen Fantasie gewinnbringend auf die heutige Zeit übertragen lassen. Ich hab das für euch unternommen.

Ihr findet in jedem Kapitel zunächst eine Zusammenfassung des Originals unter dessen ursprünglichem Titel, in der ich euch den Inhalt näherzubringen anstrebe und auch bereits erste Kommentare hinterlasse.

Im Gegensatz zu anderen Autorinnen und Autoren möchte ich nicht die Schieflagen dieses monumentalen Werkes unterschlagen, sondern das *Kamasutra* als meinen bescheidenen Beitrag neu interpretieren und aus heutiger Sicht korrigieren. Mir ist dabei völlig klar, dass ich weder dem Kulturkreis noch den religiösen Gruppen angehöre, denen es entspringt, und ich weise auf meine gesellschaftliche Herkunft als priviligierte weiße Cis-Frau aus Deutschland ausdrücklich hin, woraus sich meine Wahrnehmung von *Richtigkeit* ergibt, die selbstverständlich subjektiv ist und keinen Anspruch auf Vollständigkeit hegen kann.

So hoffe ich demütig, eine Stimme des gleichberechtigten und selbstermächtigten Zeitgeistes zu sein und frischen Wind in eure Schöße und Herzen zu bringen.

Und nun zu meinen konkreten Änderungen: Wie vorher bereits erwähnt, behandelt das *Kamasutra* im Grunde nur in einem Buch die konkret sinnlichen Freuden in Form von Praktiken und Anleitungen. Ich habe dieses dritte Buch in diesem euch vorliegenden *Kamasutra* nicht nur mit dem zweiten aus Gründen der Schlüssigkeit getauscht, sondern die dort vorgestellten Praktiken in die einzelnen Flows über dieses Buch hinweg verteilt und außerdem erweitert.

Wir finden im originalen *Kamasutra* Anleitungen zum Küssen, Umarmen, Schlagen, Beißen, Penetrieren und auch die berühmt-berüchtigten Stellungen und selbst Vatsyayana schreibt, diese Typologisierungen können beliebig erweitert werden, was ich freudig getan habe. So lusten wir uns durch insgesamt sieben Sex-Flows, welche sich in der Intensität steigern und in ihrer Ausrichtung jeweils dem Thema des Kapitels folgen und diesem in seiner Energie entsprechen.

Zu guter Letzt möchte ich euch darauf hinweisen, dass ich die Sprache und Begrifflichkeiten des Originals nicht übernommen habe. Das begründet sich schlichtweg in ihrer Unsexyness und teilweise auch Abwertung nach unseren heutigen Maßstäben. So werden beispielsweise gewisse Vaginatypen als *Elefantenkuh* bezeichnet, oder Sexstellungen tragen Titel wie *Bambus spalten* oder den *Penis schleifen*. Da bei mir allein schon beim Lesen solcher Begriffe der Schoß zur Wüste wird, habe ich mir erlaubt, dem vorliegenden *Kamasutra* eine neue Sprache zu verleihen.

Für Liebe & Lust auf Herzenshöhe

Insgesamt möchte diese Neuauflage des *Kamasutra* modern und menschenfreundlich sein, Liebe und Lust auf Herzenshöhe verkünden und euch auf Basis des Originals die wichtigen Themen für eine gelungene Beziehung näherbringen. Zu jedem Kapitel habe ich einen passenden sexy Flow der Sinnlichkeit, zum direkt In-die-Kiste-hüpfen, entwickelt. Klingt vielversprechend, oder? Bevor wir jetzt also gleich in die Vollen gehen, noch das eine:

Praktische Hinweise

Dies ist ein Buch für Paare, die der Sinnlichkeit frönen und in neue Sphären der Lust eintauchen möchten. So findet ihr in jedem Kapitel ein paar theoretisch befruchtende Themen für Körper, Geist und Seele, gefolgt von einem durchorchestrierten praktischen Sex-Flow.

Andere Werke neigen dazu, die verschiedenen Übungen und Stellungen kontextbefreit aufzulisten. Ihr hingegen bekommt eine konkrete All-Inclusive-Reiseleitung, sozusagen ein Untenrum-Sorglos-Paket, das euch erstens das nötige Wissen an die Hand gibt und euch zweitens erlaubt, ohne großes Stöbern und Überlegen direkt einzutauchen.

So findet ihr am Ende jedes Kapitels einen praktischen Sex-Flow, der euch jeweils mit ein paar vorspielerischen Übungen in die richtige Stimmung und euch einander näherbringt, gefolgt von jeweils fünf aufeinander abgestimmten Sexstellungen und beschlossen von einer gemeinsamen Aftercare. Dabei diktiere ich euch nicht, wie ihr konkret von einer Stellung in die nächste kommt. Einfach, um die ergänzenden Hinweise zu den schönen Illustrationen der multitalentierten Kim Hoss nicht weiter zu verkomplizieren und euch nicht das Gefühl zu vermitteln, ihr müsstet erst eine ganze Choreografie auswendig lernen. Und auch um euch genügend Freiraum für den eigenen Fluss zu geben.

Ein Erfahrungsraum, den ihr weitgehend erwartungsfrei betreten könnt

Wenn ihr euch eine exakte Eins-zu-eins-Anleitung wünscht, da ihr auch nichts lesen und noch tiefer in eure Beziehung und Sexualität gehen möchtet, findet ihr in meinen Online-Kursen *Tantric Lovers* und *Tantric Woman* wunderbare Möglichkeiten, diesen Durst zu stillen.

Bei manchen Anleitungen in diesem Buch könnt ihr Hinweise auf Zeitspanne oder mögliche Wirkungen lesen; allerdings bei den meisten nicht. Denn ich möchte euch weder vorschreiben, wie lange ihr in dieser oder jener Stellung vögeln sollt oder euch gar mit einer Stoppuhr im Bett wissen, noch will ich euch vorsagen, was die eine oder andere Praxis mit euch macht. Ganz im Gegenteil ist es mir wichtig, euch euren eigenen Erfahrungsraum zu eröffnen, den ihr weitestgehend erwartungsfrei betreten könnt.

Als Bonus gibt es in jedem Flow einen QR-Code, der euch zu einer von mir erstellten Musik-Playlist auf Spotify führt, mit der aus meiner Sicht energetisch zum Flow passenden Musik. Aber das ist, na klar, optional.

Ich habe mich bemüht, sowohl die theoretischen als auch praktischen Anleitungen ungeachtet sexueller Identitäten oder Orientierungen zu verfassen und zu kreieren, weswegen ihr, ganz egal, welche fabelhafte Kombination von einzigartigen Lustwesen ihr seid, alles praktizieren könnt. Bei penetrativen Stellungen gibt es in jedem Fall zwei Polöcher unter euch, wenn gerade keine Vagina anwesend ist, und ein Penis kann simpel durch einen Strap-on oder Dildo ersetzt werden.

Mein Vorschlag zum Umgang mit diesem Buch ist, es tatsächlich gemeinsam zu lesen. In den meisten Fällen betreibt eine*r die Literaturrecherche und wird damit zur anleitenden Person. Um ein möglicherweise störendes Lehrer*in-Schüler*in-Verhältnis zu vermeiden, empfehle ich, die theoretischen Abhandlungen abwechselnd einander vorzulesen und auch gerne danach darüber ins Gespräch zu kommen. Ihr wisst ja sicherlich: Kommunikation ist das A und O in jeder Beziehung. Auf dieser Grundlage seid ihr dann bestens vorbereitet für den gemeinsamen Ritt.

Die Kapitel sind mit Bedacht aufeinander abgestimmt und steigern sich in der Intensität. Daher auch hier die Empfehlung, die Reihenfolge zu beachten. Wenn euch jedoch ein Thema vorweg magisch anzieht, obliegt es selbstverständlich euch, diesem Magnetismus nachzugeben. Das Gleiche gilt für die Sex-Flows. Auch hier sind die Übungen in ihrer Reihenfolge aufeinander abgestimmt und mein Vorschlag ist, dieser zu folgen. Aber natürlich entscheidet ihr, was sich stimmig anfühlt und was nicht.

Es ist mir auch sehr wichtig, im Vorhinein schon ein kleines Wort zu Konsens und körperlicher Bereitschaft zu verlieren: Bei jeder Praxis fühlt ihr bitte rein, ob ihr im Moment dafür auch bereit seid, und gebt einander Zeichen, wenn dem nicht so ist. So könnt ihr die Flows auch gerne mit anderen Vorspielen und Stellungen ergänzen, etwas weglassen oder variieren. Ihr seid die Schmied*innen eures Sex-Glücks!

Um wirklich in einen lustvollen und genussreichen Raum einzutauchen, ist es essenziell, ein paar Störfaktoren auszumerzen. Gerade bei schriftlichen Anleitungen seid ihr in der unmittelbaren Verantwortung, diesen Rahmen zu schaffen. Dafür ist es sehr wichtig, dass ihr keinem Zeitstress unterliegt. Blockt euch eine gehörige Portion Zeit für die praktischen Flows, um wirklich gänzlich in die Erfahrung gehen zu können. Neben der rein physischen

Präsenz ist da noch die psychisch-energetische. Denn häufig sind wir zwar hier, aber eben doch nicht hier, sondern beim dusseligen Kollegen, der Einkaufsliste oder was ähnlich Vergangenem oder Zukünftigem. Eine große Kunst der Leidenschaft ist es, ganz im Hier und Jetzt zu sein. Wir können einander kein größeres Geschenk machen als unsere wahrlich ungeteilte Aufmerksamkeit.

Ähnlich wie die Liebe kann und möchte auch die Achtsamkeit gelernt werden. Um euch in der Präsenz zu verankern, gebe ich euch zu Beginn jedes Flows eine praktische Möglichkeit in Form von verschiedenen Meditationen. Und ich halte euch dringendst dazu an, die Handys aus dem Raum zu verbannen.

Offen bleiben – im Geiste und im Schoße!

Neben Stress und Ablenkungen ist der Lust noch ein Weiteres ein Dorn: unsere Bewertungen. Es kann passieren, dass ihr etwas lest und augenblicklich der Meinung seid, das sei nichts für euch. Das sei albern oder ausgemachter Mumpitz. Ich lade euch von Herzen dazu ein, offen zu bleiben; im Geiste und auch im Schoße. Bleibt neugierig auf andere Erfahrungen, lustdürstig auf neue Empfindungen und frei von Druck, etwas leisten zu müssen. Zunächst einmal ist die Einteilung von *richtig* und *falsch* in der Leidenschaft und Liebe eh nicht dienlich, und außerdem gehört auch Humor in unsere Sinnesfreuden. Wenn also eine*r von euch vom Bett fällt oder in selbstvergessenen Genüssen Bäche sabbert, dürft ihr auch darüber lachen. Versucht, euch von Erwartungen oder Zieldefinitionen frei zu machen.

Und schlussendlich: Der Fluss der puren Leidenschaft lässt sich wohl kaum aufhalten oder gar lenken. Bitte seht die Anleitungen als Vorschläge, die euch bestimmte Erfahrungen ermöglichen oder auch den Motor der Lust anfänglich anfeuern. Sollte dieser ins Laufen kommen, und ihr verspürt andere Bauch- und Genitalgefühle, dann seid gewahr, dass ihr diesen jederzeit folgen dürft. Leben, Liebe und Lust sind fluide. Go with the flow!

Eine große Kunst der **Leidenschaft** ist es, ganz im **Hier** und **Jetzt** zu sein.

1. BUCH

IN EROS WE TRUST!

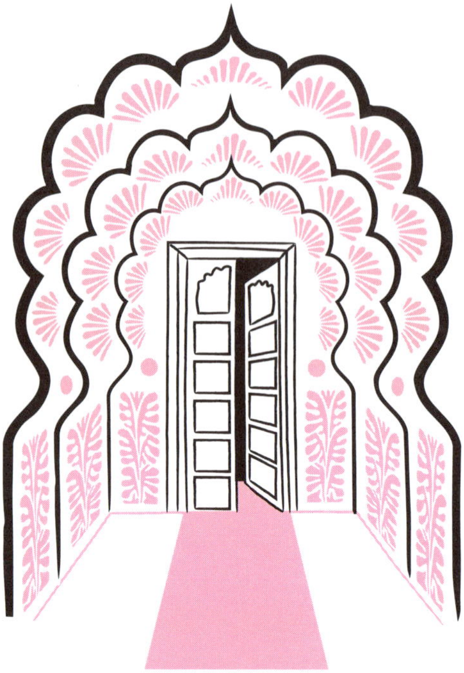

Zusammenfassung des Originals: Allgemeines

Das erste Buch des *Kamasutra* nach Vatsyayana gibt uns Einblick in dessen Entstehung und Überblick über die Inhalte der sieben Bücher. Es folgen Abhandlungen darüber, wonach ein jeder Mensch zu streben habe für ein gelungenes Leben: *Dharma, Artha* und *Kama*. Diese Dreifaltigkeit stellt ein Wertesystem dar und ist in ihrer Gewichtung von vorne nach hinten zu lesen: Rechtschaffenheit, Wohlstand und dann Sinnlichkeit. Ein aufrechter Mann lebe nach den Gesetzen des Universums, häufe materiellen Reichtum an und fröne der Lust und Leidenschaft, wobei alle drei Werte im Einklang zu sein haben.

Dem schicksalsergebenen Fatalismus des alten Indiens setzt Vatsyayana entgegen, dass ein jeder seines eigenen Glückes Schmied sei, und stellt in einem Kapitel dar, wie der Alltag eines vom Glück begünstigten Mannes aussehe: Er bade und säubere sich, bilde sich in verschiedenen Künsten und Fertigkeiten weiter, gehe in Lustgärten spazieren, besuche kulturelle Veranstaltungen und vergnüge sich nächtlich mit den Frauen, wobei ihm die Lehre des *Kamasutra* Tür und Mumu öffne.

Anschließend gibt das *Kamasutra* erste Auskunft darüber, mit wem sich der erfolgreiche Saubermann einzulassen habe: Mit jungen Frauen aus gutem Hause, die nicht zu laut lachen. Prägend für das erste Buch ist neben dem Wertesystem nach Dharma, Artha und Kama die Darlegung der vierundsechzig Künste, die ein jeder und eine jede in ihrer Vollständigkeit zu erlernen und zu beherrschen habe. Dazu gehören unter anderem die Omenkunde, Papageien das Sprechen beizubringen oder Widderkämpfe zu veranstalten. Eine zentrale Rolle kommt der Sprache und den Dichtkünsten zu. Es scheint, als sei auch dem alten Indien klar gewesen, dass der Weg ins Höschen häufig über die Ohren führt. Oder wie ich gerne zu sagen pflege: *Poetry is a wet-maker!* Schlussendlich wird die Rolle der Liebesbotin eingeführt, die das komplette *Kamasutra* begleitet und die Kopulierwilligen miteinander verbindet, indem sie die Bewerber bei der Erwählten befürwortet und Botschaften überbringt. Heute würden wir von *Wing-Menschen* sprechen.

Tantra ist eine Philosophie, die uns unter anderem lehren möchte, nichts abzulehnen.

Lust als Pforte zur Glückseligkeit

Es ist ein besonderes Charakteristikum der indischen Kultur, den Körper nicht abzulehnen, sondern ihm im Gegenteil eine wichtige Rolle für ein geglücktes spirituelles Leben und das Erlangen von Erleuchtung zuzuweisen. Das betrifft vor allem die tantrische Tradition, in die das *Kamasutra* aufgrund seiner Lustzentriertheit durchaus gezählt werden kann.

Tantra ist eine Philosophie, die uns unter anderem lehren möchte, nichts abzulehnen und die Gesamtheit der Welt als Erfahrungsgrundlage unseres menschlichen Seins zu betrachten. So stellt es sich jedweder moralbasierten Entsagung entgegen und plädiert statt des Werte- für das Lustprinzip. Ein wundervolles Leitmotiv, das uns nicht von der Welt abwendet, sondern uns direkt hineinwirft und uns nicht nur herzlich zur Offenheit gegenüber unserer eigenen Körperlichkeit einlädt, sondern auch dazu, aus dem ewigen Abwerten und Vergleichen auszusteigen. Solltet ihr jetzt verschmitzt einen Freifahrtschein für Drogen, Alkohol und Ausschweifungen aller Art wittern: Während Tantra zwar die Tür für alles öffnet, so mahnt es doch zur Balance. Denn nur, wenn wir Maß halten, können wir bewusste Erfahrungen machen, und das ist genau, wohin uns diese Schule lenken möchte: zur Bewusstheit.

Tantra und auch das *Kamasutra* lehren uns, den Körper als Tor zur Spiritualität zu nutzen und zu ehren. Ein noch immer revolutionärer Ansatz in Anbetracht der maßlosen Schmähung und Tabuisierung von Nacktheit und Sexualität, die auch heute noch unseren Alltag bestimmen. Dabei haben nicht nur die Kirche und das elendige Patriarchat die Beziehung zu unseren Körpern zur völligen Entfremdung geführt; die Moderne fordert gleichermaßen ihren Tribut. Denn dank unserer vorrangig computerorientierten Arbeit im Sitzen und der mannigfaltigen Social-Media-Angebote sind wir kaum mehr körperlich. Zusätzlich erklärten wir Multi-Tasking und die liebe Effizienz zu unseren neuen Göttern und das Burn-out zu einer Art Verdienstabzeichen für gute Arbeit. All das führte zu Ignoranz und mehr oder minder schweren Misshandlungen unserer Körper. Infolgedessen müssen wir erst einmal wieder lernen, eine Verbindung zwischen Körper, Geist und Seele zu schaffen, uns dafür Zeit zu nehmen und unsere Körper in ihrer ursprünglichen Schönheit und Natürlichkeit zu würdigen.

Das Kamasutra lehrt uns, den Körper als Tor zur Spiritualität zu nutzen.

Warum wir das tun sollen, wo es im Internet doch ziemlich schön ist und man für den lieben Erfolg doch auch einfach mal die Zähne zusammenbeißen kann? Nun, unsere Körper sind die Vehikel, mit denen wir durch das Leben gehen und Wirksamkeit erleben. Mittels unserer Sinne erfahren wir die Welt und nehmen sie wahr. Durch die leisesten Berührungen, Geschmäcker oder Gerüche können wir unser Innenleben verändern und steuern, wofür es Achtsamkeit und der Schärfung unserer Sinne bedarf. Denn auch hier ist noch kein*e Meister*in vom Himmel gefallen.

Dafür können wir zunächst unsere fünf physischen Sinne schulen, indem wir diese beispielsweise zeitweise deprivieren oder krass verstärken. So könntet ihr euch während des Essens und Schmeckens die Augen verbinden oder die gleiche Streichelbewegung für eine halbe Stunde wiederholen, um voll und ganz in der Empfindung aufzugehen. Auf diese Weise machen wir uns auch bereit, unsere übernatürlichen Sinne zu kultivieren. Etwa durch Meditation.

Genuss katapultiert uns mühelos ins Hier und Jetzt.

Und warum sind die Sinne so wahnsinnig wichtig? Ein Leben mit allen Sinnen ermöglicht uns Erfahrungsreichtum und Genuss. In meiner Arbeit als Muse bei *Liebelei*, meinem Berliner Label rund um natürliche Sexualität und Erotik, über das ich Menschen gemeinsam mit meinem Liebsten verschiedene Kristall-Sextoys als auch tantrische Online-Kurse anbiete, ist es mir besonders wichtig, den Menschen über die Yoni-Ei-Praxis und Selbsterfahrungs-Workshops zu einem genussvollen Leben zu verhelfen. Denn im Genuss finden wir nicht nur ein wundervolles *JA!* zum Leben und zu dem, was es uns bietet, oder erfahren allgemeine Zufriedenheit und Dankbarkeit, indem wir unsere Bedürfnisse und Sehnsüchte befriedigen; Genuss katapultiert uns auch mühelos ins Hier und Jetzt. Im Genuss tauchen wir voll in den Moment ein, werden empfindsam und achtsam und kosten das Leben aus. Mit Haut und Haar. Daher spielt Genussfähigkeit auch während des Liebesakts eine wichtige Rolle.

Dieses *Kamasutra* und auch Tantra zielen in den angeleiteten sexuellen Praktiken nicht auf eine schnelle Nummer ab, bei der wir unsere Triebe befriedigen oder Druck ablassen, sondern zeigen uns, dass wir in lust- und genussvoller Sexualität Diesseitigkeit und Präsenz erfahren können, indem wir uns öffnen und unsere Aufmerksamkeit auf die Empfindungen lenken. Im Zuge dessen genoss auch Slow Sex ein gesteigertes Interesse in den letzten Jahren, weil wir dabei lernen, zu entschleunigen und unsere Körper nicht als Fastfood zu betrachten, sondern lieber zu schlemmen und zu schmausen.

Im sexuellen Genuss finden wir unsere Lust. Und was ist das für ein schönes Ding und unser Leben ohne sie gar nicht zu denken. Schließlich sind wir alle Kinder der Lust und aus ihr heraus nur erblickten wir das Licht der Welt. In der indischen Religion wurde selbst das Universum aus der Lust der Götter geboren, da Shiva und Shakti sich in ihrer Polarität vereinigten, um Neues zu schaffen. Lust wohnt allerdings nicht nur im Bett oder unseren Genitalien, sondern in jeder einzelnen Minute unseres Lebens.

Ein Hoch auf Daily Orgasms

Eines meiner Leitmotive der Liebelei ist *May Orgasms be with You*. Ich beabsichtige damit mitnichten den Orgasmusdruck zu erhöhen, sondern möchte dazu aufrufen, im alltäglichen Leben Höhepunkte zu finden und durch Achtsamkeit zu erleben. Daily Orgasms sozusagen. So kann beispielsweise das Schlafen in frischer Bettwäsche, das barfüßige Laufen auf einer Bergwiese oder auch der Anblick des Regenbogenschillerns von Öl in einer Pfütze als lustvoller Genuss wahrgenommen werden. Erst indem wir insgesamt ein lustvolles Leben führen, ermöglichen wir uns auch eine lustvolle Sexualität. Frei nach dem Motto *Gönn dir!*, was vielen Menschen aufgrund von antrainierten Glaubenssätzen schwerfällt, folgen wir unseren Gelüsten und Begehrlichkeiten und genießen sie bewusst. Dadurch führen wir ein orgiastisches und libidinöses Leben unter dem Stern des Eros. So machen wir Liebe mit der Welt! Denn im Zustand der Lust sind wir zugewandt, offen, präsent, motiviert, sensibel und hoch energetisiert.

Der Zugang zu unseren Körpern und Lustwelten kann durchaus ins Transzendente führen. Tantra arbeitet (auch!) mit sexuellen Praktiken als Tor zu spirituellen Erfahrungen. Es betrachtet als eines der Grundleiden unserer menschlichen Existenz das Gefühl der Abgeschnittenheit, der Isoliertheit, des Gefangenseins in der Polarität, und strebt nach Einheit und Auflösung. Durch die körperliche Vereinigung mit einem anderen Menschen erleben wir die eindrücklichste physische Aufhebung der Dualität. Wir verschmelzen lustvoll und achtsam in die Einheit, lösen uns von unserer Ich-Identifikation, wandeln ins Wir und von dort ins All-Bewusstsein.

Mittels unserer Körper und der natürlichen wie auch übernatürlichen Sinne und geschulter Energielenkung können wir so gemeinsam (aber durchaus auch alleine!) spirituelle Sexualität praktizieren und ein höheres Bewusstsein erlangen. Und damit Glückseligkeit!

Am Anfang war die Selfcare

Das erste Buch des *Kamasutra* nach Vatsyayana skizziert einen typischen Tagesablauf eines Mannes, der es zum Lebensglück geschafft hat, wonach wir im Grunde alle streben, ganz gleich ob wir meditieren oder trinken. Nachhaltiges Glück jedoch findet sich nur jenseits des sprichwörtlichen Katers. Es wird begünstigt durch Eigenverantwortung, die uns dazu bringt, zu lernen und auch umzusetzen, was uns wahrlich guttut, und dafür sorgt, dass wir uns so um uns selbst gut kümmern können. So ward die Selbstliebe geboren. Ein zartes Pflänzlein bei den meisten, das ein Vielfaches an Hege und Pflege benötigt. So liegt es an uns, ganz wie im *Kamasutra* putz und munter aufzustehen und das Leben nach unseren Wünschen zu gestalten.

Zur Selbstfürsorge gehört grundlegend die Hygiene. Nein, ich spiele jetzt nicht eure Mutter, die euch erklärt, dass ihr euch auch hinter den Ohren zu waschen habt. Ein zarter Hinweis auf die körperliche Hygiene ist dennoch nicht zu vermeiden, wenn wir unsere Körper an anderen reiben möchten. Besonders eine kalte Dusche jeden Morgen säubert uns nicht nur von Schweiß und Sperma, sondern bringt eine gehörige Portion Wachheit in Körper und Geist. Und ist außerdem förderlich für die Gesundheit, jawohl.

Neben der körperlichen sprechen wir heute Gott sei Dank bereits auch von der Psychohygiene. Damit meinen wir, gleichermaßen in unserem Inneren regelmäßig sprichwörtlich *sauber zu machen*. Zum Beispiel indem wir Therapeut*innen oder Coaches aufsuchen, den besten Freunden unser Herzeleid ausschütten oder einfach mal eine ordentliche Runde heulen und vor allem eins tun: uns mitteilen und anderen zumuten. Ein gesunder Geist wohnt in einem gesunden Körper und andersherum. So können wir vollkommen und ganzheitlich im Reinen mit uns selbst sein.

Ein weiterer Akt der Selbstliebe ist es, es dem Lebemann des *Kamasutra* nach Vatsyayana gleichzutun und uns mit einer Handvoll richtig guter Menschen zu umgeben. Freund*innen sind von immenser Wichtigkeit und ja, gerade im Beziehungskontext erwähne ich das sehr gerne, denn viele Menschen in Beziehung neigen dazu, in die Partner*innen-Klammer zu rutschen und kaum noch was allein mit den Besten zu unternehmen. Dabei ist das enorm wichtig, damit wir eigenständige Wesen bleiben und uns auch immer wieder in verschiedenen Rollen spüren können. Hier noch einmal die Betonung: Richtig. Gute. Freund*innen. Choose your tribe wisely! Es bringt nichts, wenn wir uns mit Menschen umgeben, denen wir entweder nicht wirklich vertrauen oder die ihre Belange und Ängste unreflektiert auf uns projizieren. Spürt einfach in euch hinein, welche Freundschaften euch bereichern und energetisieren und welche euch ermatten und bekümmern.

Choose your tribe wisely!

Ansonsten: Seid lieb und gütig zu euch selbst, habt Geduld, hört auf, euch zu vergleichen, lacht laut mit dem Leben, geht raus in die Natur, bringt eure schönen Körper in Wallung, esst gutes Futter, gönnt euch immer mal was Besonderes und traut euch was! Selfcare und Selbstliebe liegen wie das Glück in den kleinen Dingen. Aber davon bitte gerne viel, denn bekanntlich macht Kleinvieh auch Mist. Und der bringt ja wiederum Glück. So schließt sich der Kreis.

Erst wenn wir uns selbst lieben, anerkennen und eigenverantwortlich sind, sind wir in der Lage, auch andere wahrhaft zu lieben, Lovers & Loverines, weil wir uns aus unfreiwilliger Ko-Abhängigkeit befreien, indem wir den*die andere*n nicht für unsere Belange (miss)brauchen, sondern das selbstgeschmiedete Glück miteinander teilen und mehren können. Außerdem fördert Selbstliebe die Erotik, denn nur wenn wir uns als zwei eigenständige Wesen erkennen, können wir einander begehren und uns nach dem Gegenüber verzehren.

Das innere & äußere Setting

Bevor ihr in euren ersten Sex-Flow hüpft, möchte ich mit euch über Set und Setting sprechen. Eine schöne Raumgestaltung ist dabei bereits die halbe Miete. Zuallererst solltet ihr gerade in den kalten Monaten darauf achten, mindestens eine Stunde vor eurem Date die Heizung anzuschmeißen. Kaum etwas ist ein größerer Turn-off als Kälte. Wenn ihr es warm und muckelig habt, schaut, ob ihr den Raum und euer Bett schmücken wollt. Vielleicht fällt euch ja noch was anderes außer den Rosenblättern ein, die man aus romantischen Komödien kennt. Im *Kamasutra* gehört die Bettgestaltung und -schmückung zu den vierundsechzig Künsten; vielleicht wollt ihr prächtige Blumensträuße um das Bett aufstellen, vielleicht wollt ihr (ökologisch abbaubares) Konfetti und Glitzer verteilen, vielleicht frisch gewaschene Bettwäsche aufziehen. Achtet auch auf die Lichtverhältnisse. Unter grellem Neonlicht ist es schwerer heißzulaufen. Unterstützt euren Liebesakt, indem ihr beispielsweise schön viele Kerzen aufstellt oder eine Sternenlichtlampe installiert oder vielleicht eine Discokugel. Ihr bestimmt den Vibe. Um die Sinne weiter zu kitzeln und zu betören, ist es auch schön, einen feinen Duft in der Luft schweben zu lassen. Dafür eignen sich Lilien, Räucherstäbchen, Aromadiffuser oder auch gute Körperöle. Eine letzte wirklich

Eine schöne Raumgestaltung ist die halbe Miete.

entscheidende Rolle spielt die Musik. Sie vermag es, unsere Energien zu bündeln und zu lenken und bestimmt maßgeblich die Atmosphäre. Ich habe für euch zu jedem Flow eine Playlist zur Verfügung gestellt; aber ihr könnt selbstverständlich auch eure liebsten Klänge spielen.

Nachdem ihr den Raum geschmückt habt, ist es auch fein, wenn ihr euch selbst schmückt. Habt Freude daran, euch schick zu machen für euer sexy Date. Vielleicht besondere Unterwäsche, vielleicht eine hübsche Körperbemalung, vielleicht wappnet ihr euch mit sinnlichen Spielsachen wie Kristalldildos, Körperkerzen, Federn oder Fesseln. The more you give, the more you get.

Die zweite Seite der gleichen Medaille ist euer inneres Setting, also eure Einstellung. Dazu gehört grundlegend, jeglichen Alltags- und Beziehungsstress auszuräumen, um so eine gelassene und entspannte Energie zwischen euch zu ermöglichen. Und wer es seltsam findet, sich für Sex zu verabreden, dem*r möchte ich mein Verständnis bekunden, aber auch mitteilen: Don't judge before trying! Seid offen füreinander und für alles Mögliche, das passieren könnte. Vielleicht habt ihr göttliche Orgasmen oder Visionen, vielleicht brecht ihr in schallendes Gelächter aus, vielleicht wird etwas seltsam, vielleicht kommt Traurigkeit auf. Bitte macht euch bewusst, dass alles passieren kann und darf und nichts muss. Macht euch bitte auch frei von Orgasmusdruck oder Performanceleistung. Nehmt euch stattdessen gegenseitig wahr und erkennt den wunderschönen Menschen neben euch. Lasst euer Zusammensein ein Ausdruck eurer Liebe und Zuneigung sein und feiert sie gehörig. Bleibt achtsam und erzwingt nichts. Damit sei für das erste Buch dieses Kamasutra alles gesagt. So drücke man nun auf *Play*.

Macht euch frei von Orgasmusdruck oder Performanceleistung.

Durch die körperliche
Vereinigung
mit einem anderen
Menschen
erleben wir die
eindrücklichste physische
Aufhebung
der **Dualität.**

SEX-FLOW: MAKE LOVE!

Für den ersten Flow wollen wir uns voll und ganz aufs *Liebe-Machen* einlassen. Uns einander annähern, zaghaft und liebevoll, uns im tiefsten Kern miteinander verbinden und den Sinnen frönen. Let's do this.

1 ACHTSAMKEIT OLÉ

Setzt euch für mindestens drei Minuten einander gegenüber und schließt die Augen. Lasst euren Atem gleichmäßig und mühelos fließen und beobachtet einfach nur eure Gedanken. Versucht nicht, sie zu steuern oder zu bewerten. Entwickelt schlichtweg ein Bewusstsein für das, was gerade ist. Stellt euch im zweiten Schritt vor, wie mit jeder Ausatmung eure Gedanken in den Boden abfließen und ihr immer leerer und leichter werdet.

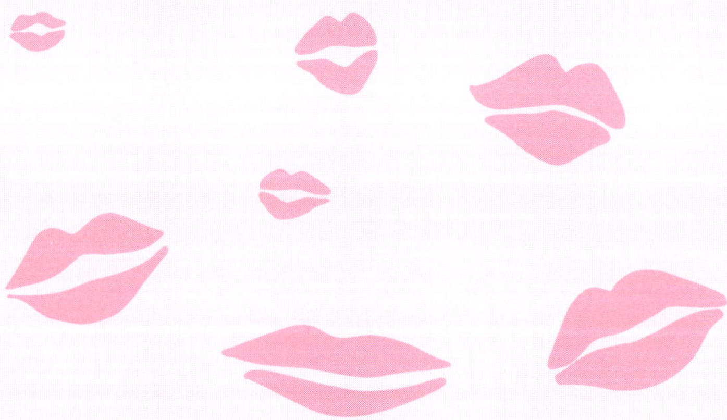

2 VERBINDUNG HERSTELLEN

Öffnet die Augen wieder und findet den Augenkontakt miteinander. Für viele ist das eine der intimsten Stellungen. Und eine der herausforderndsten. Versucht, nichts voreinander zu verstecken oder zu erzwingen. Seht euch und lasst euch auch sehen. Schaut, ob ihr euren Atem synchronisieren könnt. Zum Schluss teilt einander abwechselnd drei Dinge mit, wofür ihr den*die andere*n liebt.

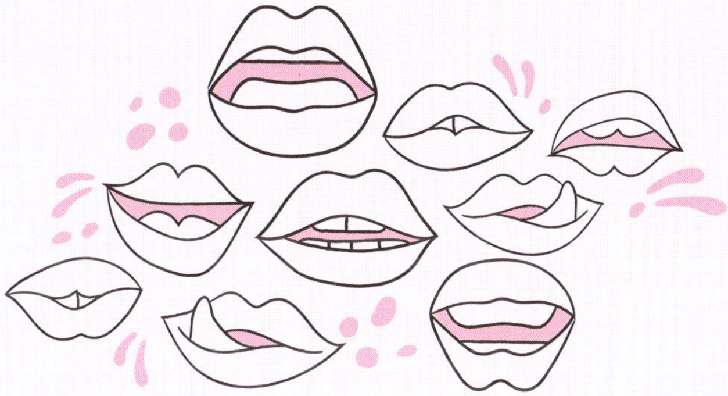

3 LIPPENBEKENNTNISSE

Nähert euch langsam einander an, sodass sich eure Gesichter ganz nah sind, und legt zunächst die Lippen entspannt und bewegungslos aufeinander. Nach einer Weile beginnt, euch zaghaft und nur mit den Lippen zu küssen. Lasst dann den Lippenkuss intensiver werden. Wieder etwas später nehmt ihr die Zungen hinzu. Aber zunächst ganz vorsichtig. Dieser Zungenkuss steigert sich graduell zu einem leidenschaftlichen Kuss. Von da küsst ihr euch den Weg vice versa wieder zurück, bis ihr euch wieder ohne Berührung gegenübersitzt. Der Zauber liegt hier in der Entzerrung der einzelnen Berührungen und im Fühlen aller Sensationen; auf der Haut und auch im Herzen. Schritt für Schritt.

④ GENITALGAZING

Viele haben sich selbst noch nie genau *da unten* angesehen, geschweige denn sich mal richtig Zeit genommen, die*den andere*n in ihrer*seiner genitalen Einzigartigkeit und Schönheit zu betrachten. Auch kann es uns verängstigen, in aller Explizitheit schößlich wahrgenommen zu werden. Traut euch und zieht blank. Offenbart euch. Dafür zeigt ihr euch abwechselnd in deutlich exponierter Pose eure Schöße, während der*die andere wortlos einfach betrachtet. Zieht euch dafür am besten beide komplett aus und lasst den Blick auch mal über den Rest des schönen Körpers schweifen. Schenkt euch ein Lächeln. Bleibt ruhig und atmet.

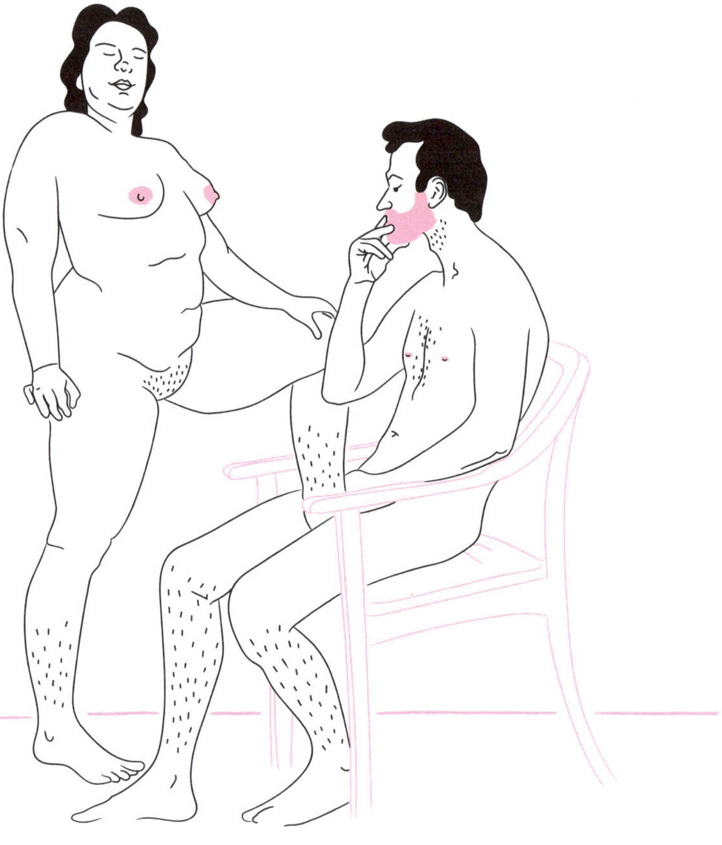

5 BEZEUGTE SELBSTLIEBE

Findet eine bequeme Haltung, in der ihr einander dennoch gut beobachten könnt. Liebe und Lust fangen beide bei uns selbst an. Bespielt euch selbst und erfreut euch dabei einer guten Aussicht. Masturbation wird häufig irrtümlicherweise als Mangelbeschäftigung betrachtet und so auch in Beziehungen tabuisiert und verheimlicht. Zeigt einander, wie sehr ihr euch selbst lieben könnt.

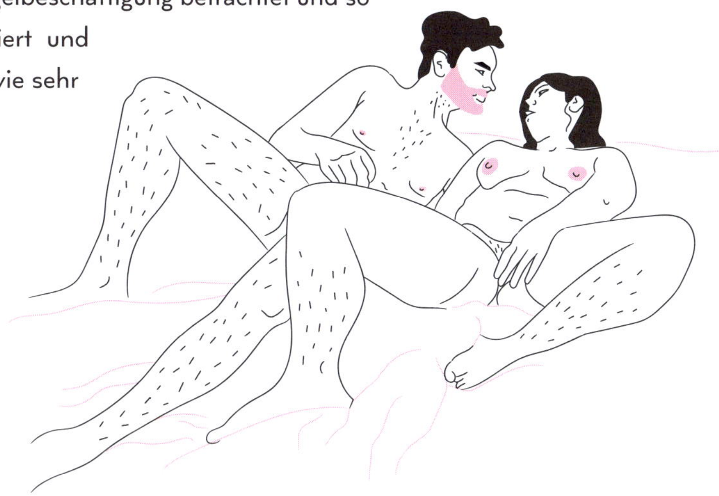

6 SCHOSS AN SCHOSS

Lasst nun eure Schöße einander direkt erfreuen und begegnen. Grätscht dafür in Rückenlage die Beine, verschränkt diese ineinander und legt euch nach hinten ab. So könnt ihr eure Mumus, Poppes und Pommels je nach Kombination aneinander reiben oder gegenseitig eindringen und in achtsamen und langsamen Bewegungen ein Feuer der Lust entzünden. Eine sehr entspannte Haltung, die es euch ermöglicht, bewusst in den Kontakt zu treten und der Verbindung eurer Genitalien nachzuspüren.

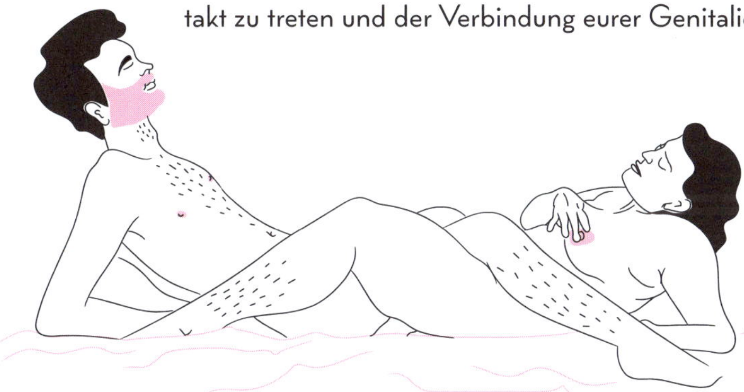

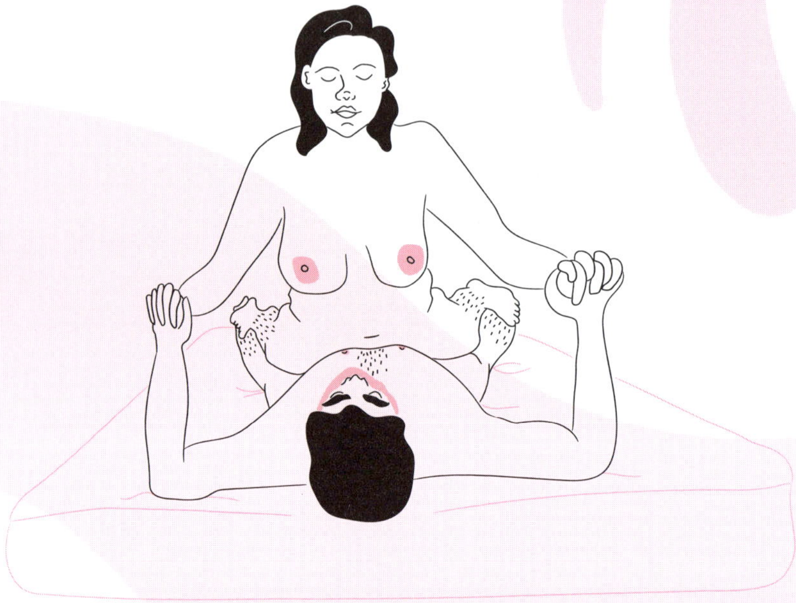

7 KONGRUENTE EROTIK

Legt euch der Länge nach aufeinander ab und spürt so viel Hautkontakt wie möglich. Nehmt auch Augenkontakt auf und schaut, dass Ihr die Intimverbindung nicht verliert. Lasst eure Hüften spielen und sich wiegen. Überprüft dabei gemeinsam, wie viel Gewicht sich gut anfühlt, und stützt euch gegebenenfalls mit den Armen ab. Wechselt auch mal, wer oben liegt, und spürt das Gewicht der*s anderen.

⑧ GUT AUFGESTELLT

Rutsch auf den Knien nah an deine*n liegende*n Partner*in heran, hebe dessen*deren Bein an und lege es über deine Schulter. Falls er*sie bereit ist, dringe vaginal oder anal ein und lass deine Stöße mit deinem Penis oder Strap-on gleich lang sein und gleichmäßig rein- und rausgleiten. Lasst euch von der wachsenden Leidenschaft leiten. Ihr könnt beide den*die Liebste*n oder euch selbst auch zusätzlich mit der Hand erfreuen und euch so noch mehr Möglichkeiten eröffnen, gleichzeitig – vielleicht gar im beständigen Augenkontakt – einen Höhepunkt zu erleben.

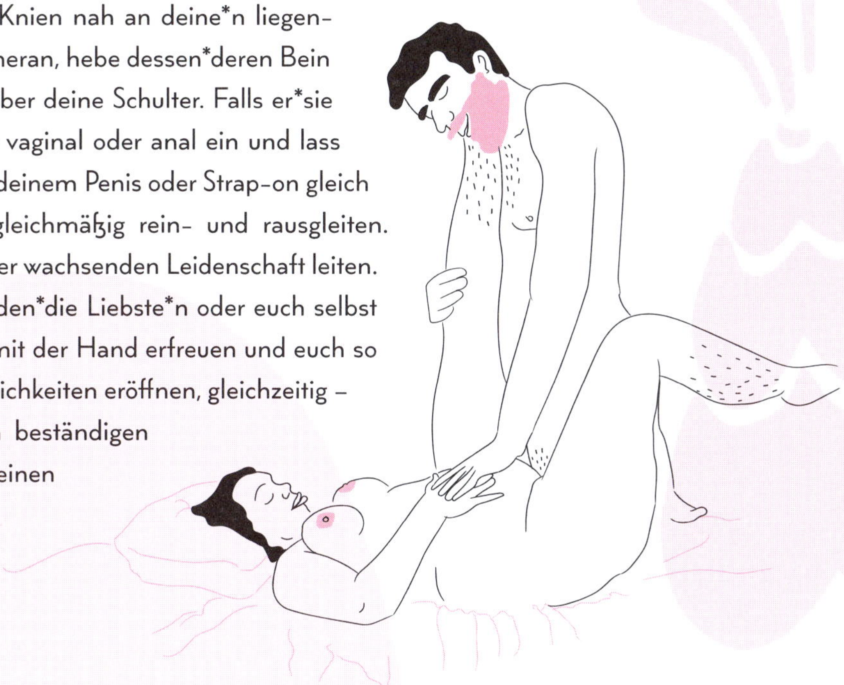

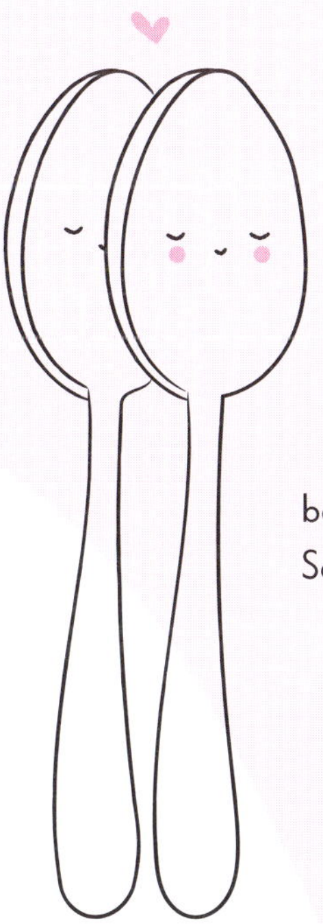

⑨ LÖFFELCHEN

Legt euch abschließend entspannt hintereinander und schmiegt euch nah aneinander an. Schließt die Augen, lasst euren Atem sich beruhigen und spürt eurem gemeinsamen Flow hinterher. Macht beruhigende genüssliche Geräusche wie Raunen und Seufzen. Wechselt auch hier gerne die Position.

2. BUCH

EIN BALZTANZ

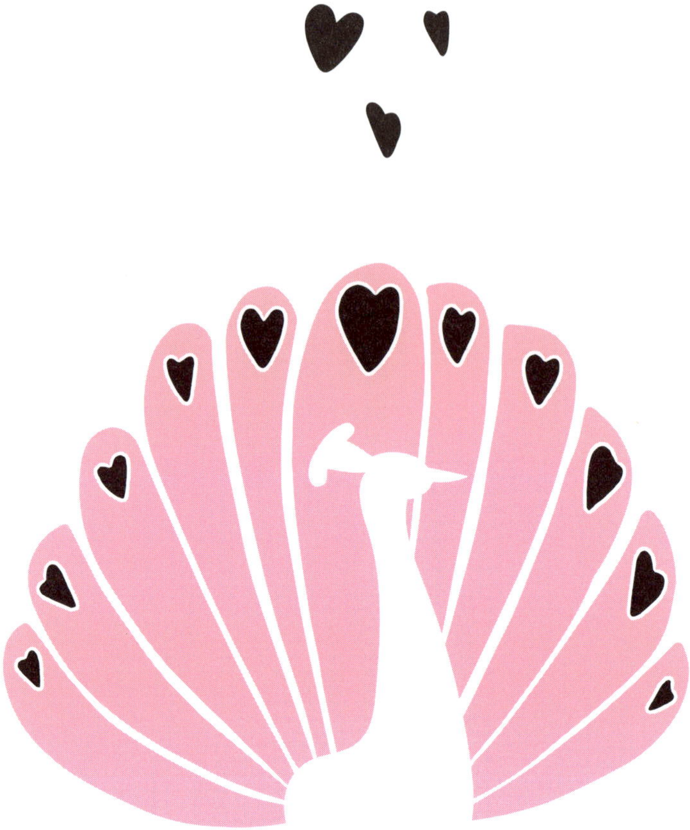

Zusammenfassung des Originals: von der Brautwerbung bis zur Hochzeit

Ich habe für diese Version des *Kamasutra* das dritte mit dem zweiten Buch in der Reihenfolge vertauscht, da ich den Schritt der Verführung und Werbung chronologisch vor den Anleitungen sexueller Praktiken einsortiere. Im Kamasutra nach Vatsyayana finden wir in diesem Buch Hinweise darauf, nach welchen Kriterien der Mann eine Frau wählen möge, wie er sich ihr nähere und sie von sich überzeuge, wie die Hochzeit vonstattengehe und die folgenden Tage der Lust auszusehen haben.

So solle der Mann bei der Brautwahl darauf achten, sich keine Hässliche oder Verwelkte oder Schwitzende auszusuchen. Die Frau solle nicht zu auffällig, aber auch nicht zu unauffällig sein. Sie hingegen dürfe nicht um den Mann werben, denn jeder wisse, dass eine sich anbiedernde Frau von Männern verachtet werde. Außerdem sei darauf zu achten, dass beide aus ähnlichen Verhältnissen stammen, denn das *Kamasutra* lehrt immer wieder: Gleich und gleich gesellt sich gern.

Hat der Mann dann eine erwählt, die sein Auge und seinen Geist fesseln soll, möge er Wege finden, ihr Vertrauen zu gewinnen. Er beeindrucke sie mit Geschichten, Spielen, Poesie, Zaubertricks und Geschenken. Und natürlich mit adrettem Aussehen. Reicht das nicht, so möge er entweder eine Liebesbotin bemühen oder eine Wahrsagerin bestechen, auf dass sie den Mann im Schicksal der künftigen Braut voraussehe. Überhaupt werden allerlei Tricks aufgezählt, um die Frau zu manipulieren. So solle er sich zum Beispiel krank stellen, damit sie ihn pflege. Sie und nur sie könne ihm das Leben retten. Am Ende solle die Frau sich immerhin für jenen entscheiden, dessen Werben von Zuneigung bestimmt ist. Deswegen wiederum müsse der Mann ihr das Gefühl geben, geliebt zu werden, ganz gleich, ob das der Wahrheit entspricht. Wenn er sie nicht für sich gewinnen kann und sie dennoch ehelichen will, so hat er die Möglichkeit, die unwissende Braut an einen Ort zu locken, sie unter Rauschmittel zu setzen und ihre Begleiter entweder zu verjagen oder zu töten. Dann raube er das Mädchen und führe sie dreimal ums geheiligte Feuer, um die Ehe zu vollziehen: happily ever after. Nach der Hochzeit soll das frische Paar drei Nächte und sieben Tage in Keuschheit leben. Wobei er sie in den Nächten der sieben Tage sehr wohl bedrängen darf. Erst mit Vorsicht, doch zeige sie sich gar zu unwillig, so solle er sie einschüchtern, genauso wie man Kinder abwechselnd einschüchtert und tröstet.

Ein unzeitgemäßes Weltbild

Ich muss nicht groß betonen, wie furchtbar diese Anleitungen und Ausführungen sich heute lesen, die nicht ohne Grund kaum irgendwo Erwähnung finden. Ihnen liegt ein – vorsichtig ausgedrückt – unzeitgemäßes Weltbild zugrunde, das den männlichen Willen und Trieb über alles stellt und dem wir nicht länger Tribut zollen wollen!

Vom Fuchs zum Schweinehund

Wenngleich die obigen Ausführungen gelinde gesagt unangenehm sind, so können wir dennoch etwas daraus lernen und für unsere Beziehungen mitnehmen: und zwar, dass wir einander fortlaufend gewinnen mögen und genauso wie in die Raumgestaltung oder unseren Instagram-Account auch in unsere Beziehung Mühe und Liebe investieren. Insgesamt scheint ja leider die Ära der großes Gesten vorüber, da meine Eltern zum Beispiel noch extra Sprachen lernten, um sich gegenseitig Nachhilfe zu geben, und so einander näherkamen. Herzerweichend, oder? Heute wischen wir nach rechts und ein halbherziges *Hallo* landet in unseren Briefkästen. Wir trauen uns nicht mehr, etwas zu riskieren, und glauben, uns auch um niemanden mehr bemühen zu müssen. Schließlich ist die Auswahl doch so groß geworden durch die schier unendlichen Weiten des Internets.

Trotz des rapiden Romantikverlusts auch schon in der ersten Datingphase geben wir uns dennoch am Anfang einer Beziehung noch etwas mehr Mühe, nicht wahr? Sind voll präsent bei den ersten Treffen und Berührungen, schenken uns die volle Aufmerksamkeit, hinterlassen vielleicht kleine Botschaften auf dem Spiegel oder Kopfkissen und sagen in blumigen Worten, wie sehr wir einander mögen und wie toll wir die*den andere*n finden. So fanden wir zueinander, und dann wurden wir ... na? Faul! Nachdem wir uns ein Nest gebaut haben, macht sich Bequemlichkeit breit. Die Aufmerksamkeiten werden weniger, und leider beginnen wir, einander als latent selbstverständlich zu nehmen. Das zeigt sich zuallermeist auch im Bett. Ein bestimmter Blick oder eine bestimmte Berührung funktionieren wie wortlos verabredete Sex-Codes, und wir spulen unser eingespieltes Programm ab. Wir rutschen in Automatismen aufeinander und legen eine gut eingeübte Choreographie hin. Oder wir sind von vornherein zu müde oder lustlos. Und dann kommt es vor, dass Paare erst ein paar Wochen, dann Monate und bei manchen Beziehungen sogar Jahre keinen Sex mehr haben und wortlos darunter leiden. Viele wissen dann nicht mehr, wie das begann, und auch nicht, wie sie ihr Genital wieder in die Tür kriegen.

So lasset uns Liebe und Lust bewusst und aktiv einläuten und befeuern. Erotische Spannung entsteht, indem wir uns unerlässlich immer wieder gegenseitig verführen und uns auch ein bisschen bemühen. Häufig reicht da sogar schon der klassische Blumenstrauß, aber ihr könntet euch auch mit einem außergewöhnlichen Date überraschen oder den Stift zücken und ein paar romantische Zeilen dichten oder das Netflix auslassen und euch stattdessen lang und ausgiebig massieren. Denkt dran: Ohne Fleiß kein Preis.

Aber der Preis ist heiß! Es ist schön, umeinander zu werben und unsere eigenen Vorzüge zu betonen wie auch die der*s anderen lautstark zu bemerken und ihn*sie mitnichten als selbstverständlich zu betrachten. Das gilt natürlich für alle Menschen einer Beziehung; das Werben und Bezirzen liegt nicht nur bei den Penisträgern, was immer noch gerne so angenommen wird. Verführung findet im Reizen und Locken statt, im Geheimnisvollen, im Geben und Wieder-Entziehen. Sie ist ein Spiel.

Verführung findet im Reizen und Locken statt.

So könntet ihr euch beispielsweise kleine versaute Nachrichten schicken, erwünschte Intim-Fotos oder auch postalische Liebesbriefe. Euch gegenseitig überraschen mit einem Ausflug oder einem erotischen Event. Füreinander tanzen oder etwas wirklich Besonderes kochen. Denn hier der zweite Denkzettel: Wer ficken will, muss freundlich sein. Und erfinderisch. Schneidert dabei eure Einfälle auf den Menschen euch gegenüber zu. Nichts ist sexier, als wenn wir uns wahrlich gesehen fühlen. Was mich zum nächsten Thema führt.

Sprachen der Lust

Ich lehne mich mit diesem Kapitel an die euch vielleicht bereits bekannten *Fünf Sprachen der Liebe* von Gary Chapman an. Es handelt sich dabei kurz gesagt um eine Typologisierung, die uns darauf aufmerksam macht, dass wir unsere Liebe und Zuneigung auf unterschiedlichen Wegen einander zeigen und dass es gegebenenfalls zu Missverständnissen kommen kann, wenn wir dessen nicht gewahr sind und eben die Sprache der*s anderen nicht sprechen beziehungsweise verstehen. So kategorisiert Chapman fünf mögliche Sprachen der Liebe: Quality Time, Berührung, Gefälligkeiten, Geschenke und Worte der Anerkennung. Er meint, jede*r von uns sei in zwei davon sozusagen Muttersprachler*in und wir verstünden Menschen aus unserem Sprachraum besser als andere. Das heißt, mit diesen Menschen harmonieren wir besser, wobei sich die Sprachen der Liebe mitnichten nur auf romantische Beziehungen beschränken. Ich persönlich glaube, dass es wichtig und sinnvoll ist, die eigenen Sprachen zu kennen und auch die der*s Liebsten, aber eben auch, dass wir neue Sprachen lernen können und das etwas Schönes ist. Auf diese Weise können wir, selbst wenn wir aus unterschiedlichen Sprachgebieten kommen, Missverständnisse vermeiden und einander sogar bereichern.

Die Sprachen der Liebe

Vielleicht kennt ihr die Situation, dass sich eine*r von euch so sehr nach dem verbalen *Ich liebe dich* sehnt, während der*die andere beispielsweise jeden Morgen einen Kaffee für den Lieblingsmenschen macht und nicht versteht, was er*sie noch machen soll. Solltet ihr euch damit noch nicht beschäftigt haben, wäre jetzt vielleicht ein günstiger Moment zu schauen, welche Sprachen der Liebe ihr so sprecht.

Gut, die Sprachen der Liebe kennen wir nun, aber was sind also die Sprachen der Lust? Während die Sprachen der Liebe der Leitfrage *Wie wollen wir geliebt werden?* folgen, so ist sie hier *Wie wollen wir verführt werden?* Oder salopp gesagt: *Was turnt uns an?*

Die oben genannten fünf Sprachen können wir schönerweise direkt ins Bett transferieren.

Worte der Anerkennung oder *das Auditive*	Läufst du heiß, wenn der*die Liebste ausführlich beschreibt, wie geil und sexy er*sie dich findet? Stehst du vielleicht auf Dirty Talk oder doch eher Süßholzraspeln? Hörst du gerne erotische Geschichten oder die*den Liebste*n stöhnen und quietschen?
Berührung oder *das Sensorische*	Welche Berührungen bringen dich um den Verstand? Wo wirst du am liebsten angefasst, und welche Qualitäten soll die Berührung haben? Oder fasst du selbst gerne den*die andere*n zu deinem Gusto an?
Gefälligkeiten oder *das Rezeptive*	Was gefällt dir, was die*der andere mit dir anstellt? Soll er*sie dich ausgedehnt oral befriedigen oder bis zur Besinnungslosigkeit zappeln lassen? Dabei darf und soll es nur um dich gehen!
Geschenke oder *Anerkennung*	Was möchtest du geboten bekommen? Turnen dich Blumen oder sexy Unterwäsche an? Durch welche Gaben fühlst du dich wirklich von der*m anderen gesehen?
Quality Time oder *Zeit und Ort*	Zu welchen Tageszeiten befällt dich die Lust am ehesten? Manche sind Frühgeilmäuse, manche überkommt die Lust pünktlich Sonntagabend nach dem *Tatort*. Und welche Orte reizen dich und turnen dich allein vom Setting her schon total an?

Nehmt euch die Zeit und schaut, was eure jeweiligen Sprachen der Lust sind und ob ihr vielleicht auch eine gemeinsame sprecht. Findet ihr noch weitere? Welche Fremdsprachen würden euch noch reizen? Erkennt, bereichert und belustet euch.

Ritual und Flow

Euch ist vielleicht schon mal aufgefallen, dass es in indischen Traditionen viel um Rituale geht. In einer Yogaklasse starten wir beispielsweise mit einem Mantra, es werden verschiedene Instrumente gespielt, eine Abfolge körperlicher Übungen wird praktiziert, und wir beschließen die Session mit dem allseits beliebten *Shavasana*; der Endentspannung.

Ein Ritual beschreibt einen mehr oder minder festgelegten Ablauf und verfolgt dabei einen bestimmten Zweck. Und es birgt einen gewissen Zauber! Mittels Ritualen setzen wir einen Rahmen um etwas und entheben es so dem schnöden Alltag, wodurch es mehr Glanz und Besonderheit verliehen bekommt. Rituale vermögen es, uns in den Moment zu holen, da wir durch die Betonung der Andersartigkeit das Vorherige und Nachfolgende getrost vergessen und durch die feste Abfolge ein neues Level an Hingabe erfahren können. Wir treten ein Stück weit aus unserer Identität, erfahren vielleicht sogar Selbstvergessenheit und sind offener, etwas Neues auszuprobieren. Häufig beinhalten Rituale seltsam anmutende Momente, deren Sinn wir vielleicht nicht unmittelbar durchschauen können, wodurch sie eine gewisse Portion Zauber und Magie innehaben und ein kleines Mysterium bleiben. I love it!

Jedes Ritual birgt einen gewissen Zauber!

Im Zuge der Entzauberung dieser Welt wurden Rituale weitgehend eliminiert. Aber aus meiner Sicht haben wir das Ritual durch das moderne Phänomen *Flow* ersetzt. Auch der Flow gibt uns eine feste Abfolge und vermag uns in einen tranceartigen, gegenwärtigen Zustand zu versetzen. Im

Flow erfahren wir Präsenz und Leichtigkeit. Wir befinden uns wortwörtlich im Fluss, werden Teil der Bewegung und sind so in der Lage, uns gänzlich auf das Stattfindende einzulassen.

Ich verwende also bewusst für die praktischen Anleitungen in diesem Buch das Wort Flow, um euch, geneigte Leser*innen, hoffentlich mehr abzuholen und eventuelle Berührungsängste abzubauen, doch verfolge ich auch das Ziel, euch geschickt einen Hauch Magie unterzujubeln. Denn jedem Fickificki kann ein Zauber innewohnen. Indem wir unsere sexuelle Begegnung verflüssigen beziehungsweise ritualisieren, verleihen wir ihr Symbolcharakter, wodurch sie auf mehr hinweist als auf sich aneinander aufgeilende Körper: und zwar auf die große Liebe zwischen uns; auf die Verbundenheit, welche wir zelebrieren wollen. Und nicht zuletzt wollen wir im Ritual unsere Sexualität gebührend feiern!

SEX-FLOW:
TEASE ME, BABY

Für diesen Flow wollen wir unsere Hintern und Genitalien hochbekommen und einander überraschen und verführen; raus aus der Routine kommen und einander spielerisch beeindrucken. Vielleicht begegnet ihr euch dazu bereits zu einer für euch ungewöhnlichen Zeit oder an einem besonderen Ort. Make a difference!

1 RITUS

Heute eröffnet ihr gemeinsam bewusst einen ritualisierten Raum. Wenn ich von *Raum* spreche, so meine ich nicht nur die vier Wände in denen ihr euch befindet, sondern eine besondere Form von Raum. Wir könnten das Wort etwas unschön mit *Dunstkreis* übersetzen, insofern, als ich damit den Raum, die Luft um euch herum meine, den wir aktiv gestalten können. Im Englischen ließe es sich leichter mit dem Wort *Space* beschreiben. Zurück zu euch! Setzt euch einander gegenüber und tretet in Augenkontakt. Atmet gemeinsam. Dann nehmt eure Hände im Namasté vor eure Brust und verneigt euch voreinander. Ladet anschließend mit ausladenden Gesten aus, was eurer Verbindung im Wege stehen könnte: zum Beispiel Erwartungen oder Angst. Sprecht das Auszuladende ruhig laut aus. Wenn ihr sauber gemacht habt, bereichert ihr mit einladenden Gesten euren Raum mit unterstützenden Dingen. Zum Beispiel Vertrauen oder Humor. Spürt bewusst in den von euch kreierten sicheren und reichen Ritual-Raum.

(2) KUNSTSTÜCKCHEN

Beglückt euch gegenseitig mit einer Kunst, die ihr gut beherrscht oder auf die ihr gerade einfach Lust habt. Vielleicht kennst du einen tollen Zaubertrick oder kannst gut singen oder möchtest ein besonders schönes Gedicht rezitieren oder spontan erfinden. Make it your stage und zieh dein höchst exklusives Publikum in Bann. Zeig, was du kannst!

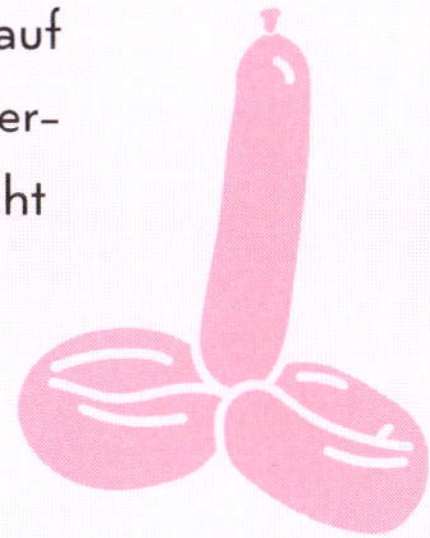

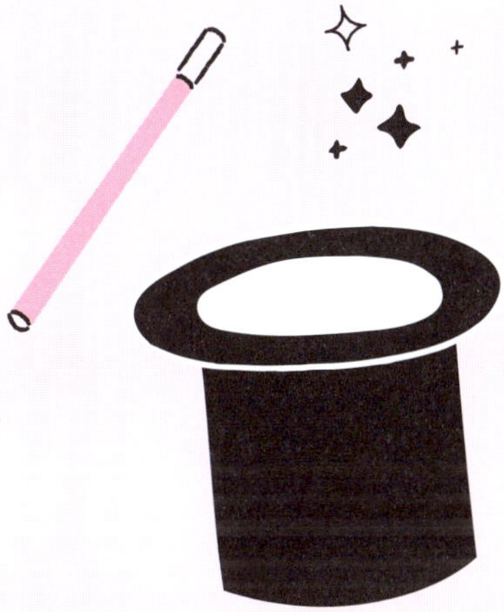

(3) HINTER_HALT

Tretet hinter einander und haltet eure*n Liebste*n mit beiden Armen fest an euch gedrückt. Lasst euch als Vordermensch wahrlich in diese Umklammerung reinschmelzen. Wenn ihr als Hintermensch die Verbindung aufgebaut habt, lasst eure Hände spielerisch erkundend über den Körper der*s anderen gleiten. Schließt die Augen für optimales Fühlen.

4 WETTKUSS

Beginnt einander zu küssen und macht es zu einem kleinen (liebevollen) Wettkampf. Versucht neckend die Unterlippe des*r anderen zu greifen und euch selbst wiederum nicht schnappen zu lassen. Hierbei gibt es keine Gewinner und Verlierer.

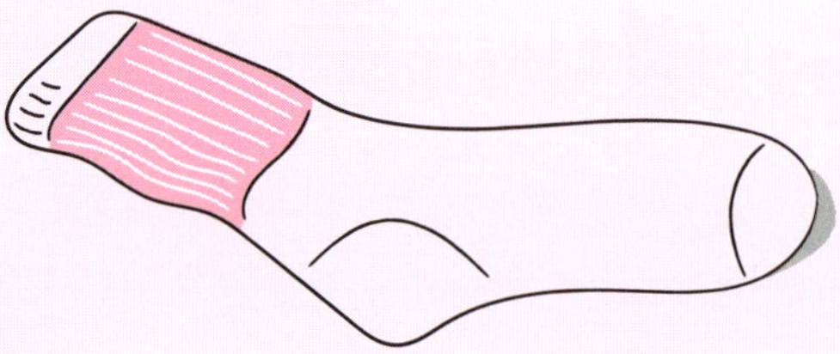

5 BLANKZIEHEN

Zieht euch laaaaaaaangsam und Stück für Stück voreinander aus. Eine*r nach der*m anderen. Schaut einander mit aller Aufmerksamkeit zu und zeigt auch, dass ihr genießt, was ihr seht.

6 FUMMELEI

Legt euch dicht aneinander und verwöhnt euch ausgiebig gleichzeitig und gegenseitig mit euren Händen. Arbeitet euch dabei von außen nach innen vor und achtet auf die leisesten Reaktionen der*s anderen. Nehmt Tempo raus und spielt mit verschiedenen Berührungsqualitäten. Viele konkrete Anregungen und Inspirationen zum Fummeln findet ihr in dem Buch *Kommt gut* von Jüne Plã.

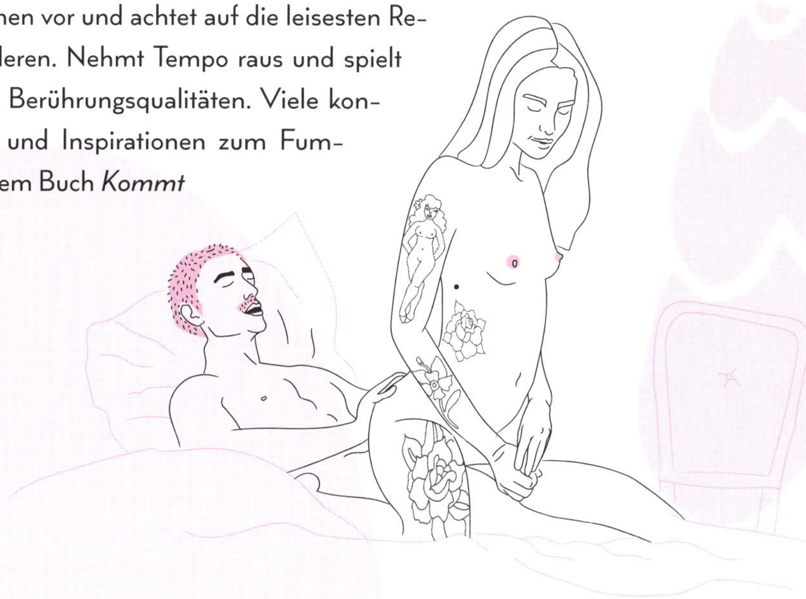

7 KNIEFALL

Positioniert euch beide, als wenn ihr klassisch einen Heiratsantrag machen wolltet und kommt euch dabei so nah, dass eure (bei Bedarf provisorischen) Teile in- oder aneinandergleiten können. Währenddessen könnt ihr euch mit den Händen wundervoll in den Rücken des*r anderen krallen oder in der etwas sanfteren Variante kann eine*r von euch sein*ihr Gesicht an die Brust des*r Liebsten legen und dem Herzschlag lauschen.

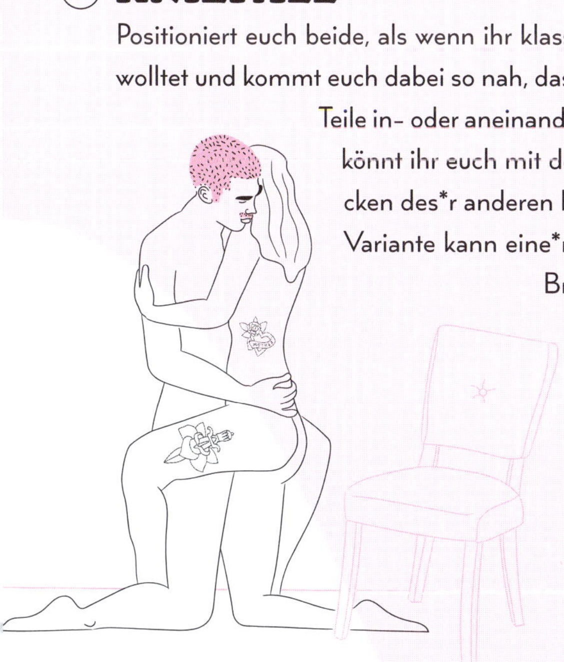

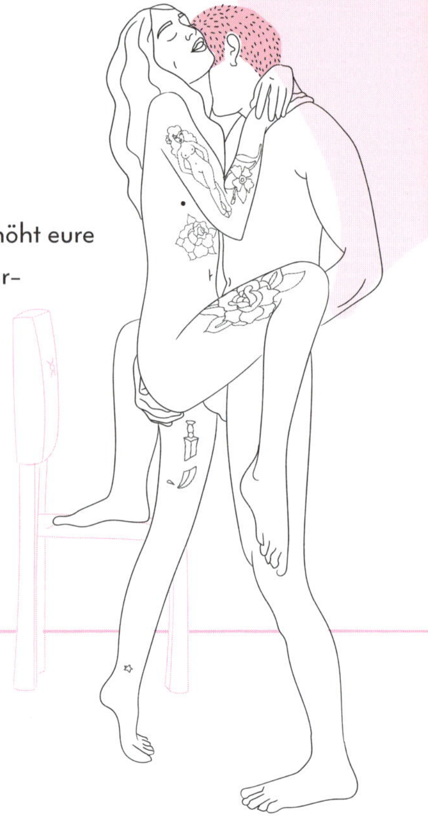

8 STUHLTANZ

Schnappt euch einen Stuhl oder Hocker und erhöht eure Position, indem eine*r von euch einen Fuß darauf abstellt, während der*die andere sein*ihr Bein um den*die Geliebte*n schlingt. Gebt euch sinnlichen Küssen hin, lasst den Penis oder Dildo steil von unten in die Mumu oder den Poppes eindringen, um der G-Fläche oder der Prostata eine besonders große Freude zu bereiten. Findet euren Rhythmus und überseufzt euch.

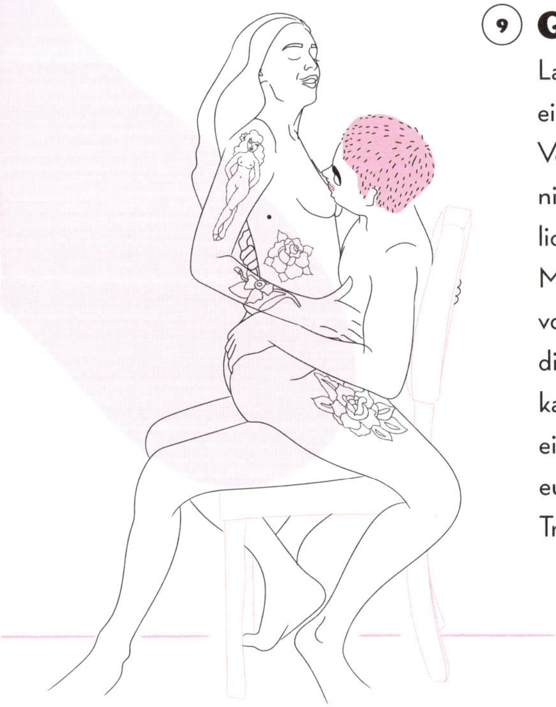

9 GESESSEN

Lasst euch gemeinsam auf dem Stuhl nieder, eine*r auf dem Schoß der*s anderen, wobei eure Vorderseiten einander zugewandt sind, und genießt große Freuden bei relativ geringer körperlicher Anstrengung. In dieser Postition gibt der Mensch oben weitgehend Rhythmus und Tiefe vor, während der Mensch unten gut und gerne die Nippel der*s Reiters*in lecken und zwicken kann. Nutzt die Gelegenheit und erzählt euch ein paar schmutzige Dinge. Sagt, wie es sich für euch anfühlt oder wie geil ihr einander findet. Traut euch!

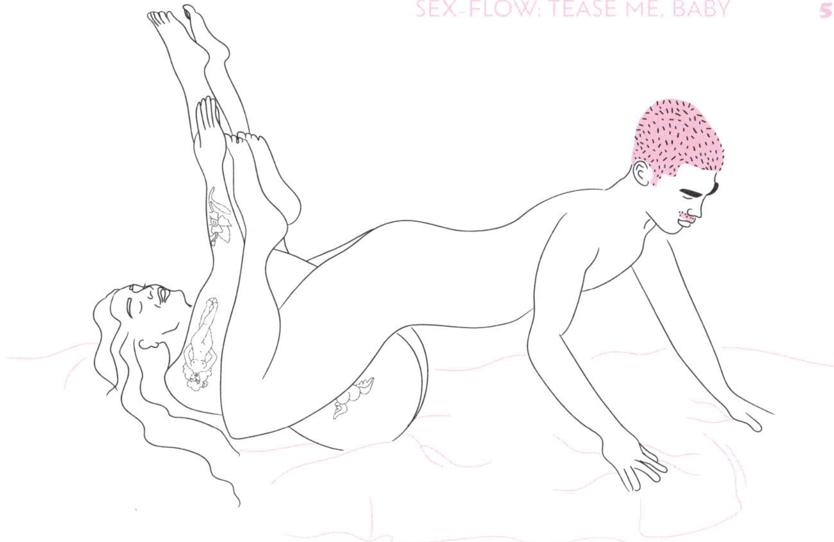

(10) YIN & YANG

Während sich fürs glorreiche Finale dieses Flows eine*r von euch auf den Rücken legt und die Beine nach oben anwinkelt, dringt der*die (zeitweilige) Penisträger*in mit etwas Zielsicherheit vaginal oder anal ein. In dieser Stellung taucht der (provisorische) Penis sehr tief ein und kann so die Mumu oder den Poppes gänzlich ausfüllen. Eine sehr intensive Position, die viele Menschen schnell zum Höhepunkt bringt. Zögert diesen bewusst hinaus und schwimmt auf der Welle der Lust. Der Mensch mit (provisorischem) Penis möge sich dabei beispielsweise der *Intervalltechnik* bedienen: dreimal kurz und nicht so tief rein- und rausgleiten zum Anfüttern und Aufbauen, gefolgt von einem tiefen, langen Stoß für Befriedigung und Ekstase. Enjoy!

(11) UPSIDE DOWN

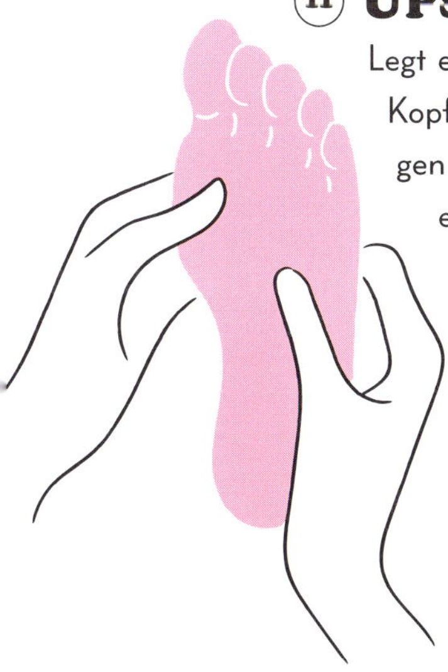

Legt euch der Länge nach hin, sodass ihr jeweils mit dem Kopf an den Füßen der*s anderen seid. Dabei schmiegen sich eure Vorderseiten eng aneinander. Macht es euch bequem und schließt die Augen. Gebt einander abschließend gegenseitig eine schöne kleine Fußmassage.

3. BUCH

MAY ORGASMS BE WITH YOU!

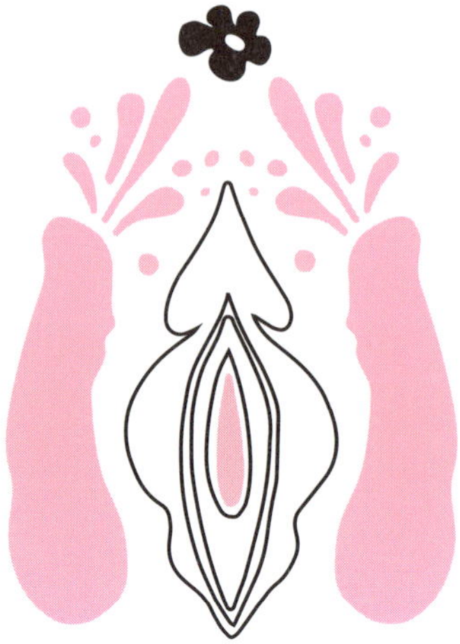

Zusammenfassung des Originals: auf den Geschlechtsverkehr Bezügliches

Hier noch mal die Erinnerung, dass ich in diesem Buch das zweite und dritte Buch des *Kamasutra* nach Vatsyayana aus vorherig geschriebenen Gründen getauscht habe. Das zweite Buch des originalen *Kamasutra* widmet sich voll und ganz den verschiedenen körperlichen Praktiken. Bevor die verschiedenen Formen von Umarmungen, Küssen, Kratzen und Beißen, Schlagen und Stoßtechniken als auch die verschiedenen Stellungen aufgelistet und kurz beschrieben werden, werden die männlichen und weiblichen Geschlechtsteile in Typen kategorisiert und und auf ihre jeweilige Kompatibilität geprüft. Auch werden Unterschiede in Temperament und Ausdauer herausgearbeitet. Ein weiteres Kapitel pauschalisiert die sexuellen Vorlieben von Frauen, je nachdem aus welcher Region des Landes sie kommen. So als wenn ich heute sagen würde, alle Mumumenschen im Süden Deutschlands stehen auf Oralverkehr, während die Nordlichter alle Analsex praktizieren. Hanebüchen, gelinde gesagt. Das zweite Buch des Originals schließt mit Hinweisen ab, wie der Beischlaf vor- und nachzubereiten sei. So möge der Mann zunehmend schlüpfrige

Geschichten erzählen, die Frau währenddessen betrunken machen, sie dann bekrabbeln und so zum Sex verleiten. Nach dem Akt mögen beide sich beschämt erheben, sich keines Blickes würdigen und sich im Bad nacheinander säubern. Danach essen sie etwas, während er ihr die Welt erklärt. Klar. Im Übrigen verdienten nur Jungfrauen ein Vorspiel, und bei Frauen niederen Ranges müsse der Mann sich sowieso nicht mit Zärtlichkeiten aufhalten.

Wir lernen, dass der leidenschaftlichste Sex dann entstehen kann, wenn die beiden sich lange nacheinander verzehrt haben, bevor er sich auf eine Reise begibt oder von einer wiederkommt, nachdem sie sich gestritten haben oder wenn sie betrunken sind. Dann folgt ein weiterer Geschlechterrollen-Schreck, dass nämlich Rauheit und Heftigkeit als männliches Feuer gelten und das Wesen der Frau von Hilflosigkeit, Schmerz, Abkehr und Kraftlosigkeit geprägt sei. Immerhin dürfe Frau entscheiden, welche Stellungen und Spiele belustet werden, und der Mann habe sich zu bemühen, zuerst sie zum Kommen zu bringen. Es gab offenbar doch auch damals bereits ein Quäntchen Hoffnung für weibliche Lust. Außerdem müsse die Mumu schön schlüpfrig sein, bevor er eindringe. Sollte ein Dreier stattfinden, so müssten die Frauen (ja, na klar, es sind immer zwei Frauen) miteinander befreundet sein. Außerdem werden hier tatsächlich auch einmal Gefühle und Liebe mit Sex in Verbindung gebracht: Durch die körperliche und emotionale Versenkung in den anderen entstünde wechselseitige Leidenschaft.

Ein Quäntchen Hoffnung für die weibliche Lust.

Unangenehm sind wiederum die Ausführungen zum sogenannten *Mundverkehr*: Nur charakterlose und schäbige Frauen täten dies, und ein Mann sei vom Unglück verfolgt, sollte er in den Kontakt mit den Lippen einer solchen Frau geraten. Oralverkehr werde im Grunde nur von den Eunuchen praktiziert. Ich verstehe unter den hier beschriebenen *Eunuchen* Transmenschen einerseits und homosexuelle Männer andererseits, von denen einige sich damals unter den herrschenden Vorstellungen vorsorglich kastrieren ließen oder aber auch einfach offenbar nicht mehr

Manns genug waren und so mit mit Kastrierten gleichgesetzt wurden. Nur Eunuchen seien im Grunde für den Mundverkehr zu gebrauchen; zur Not.

Ein letztes Schmankerl findet sich in den Ausführungen darüber, dass Frau sexuell die Rolle des Mannes übernehmen könne. Was zuerst emanzipatorisch klingt, meint im Grunde nur, dass sie auf ihm reitet und damit offenbar seinen ihm angeborenen Platz einnimmt. Das solle sie im Übrigen vor allem dann tun, wenn er müde wird. Wann sonst.

It's a genital match?!

Wie bereits kurz erwähnt, werden im originalen Kamasutra die Pommels und Mumus in jewels drei Typen kategorisiert und daraufhin geprüft, wie gut sie zueinander oder besser gesagt ineinander passen. Diese Typologisierung konzentriert sich dabei gänzlich auf Länge beziehungsweise Enge. Männer hätten von klein nach groß entweder ein Häschen, einen Hengst oder einen Stier; Frau wiederum von eng bis weit eine Gazelle, eine Stute oder eine Elefantenkuh. Es ergibt sich folgender sexy Talk: *Oh Baby, mein Häschen geht verloren in deiner Elefantenkuh.* Die Logik ist hier ähnlich wie bei den gesellschaftlichen Kasten: Gleich und gleich gesellt sich gern, wobei es im Zweifelsfall besser wäre, wenn sie eine Engestufe unter seiner Länge läge.

Die Stellungen, die das Kamasutra beschreibt, folgen im Übrigen vorrangig dem Bestreben, etwaige genitale Unstimmigkeiten durch die verschiedene Posen ausgleichen zu können. Wobei die Ausführungen dazu in der Tat kein Geniusstreich sind: Ist der Penis zu klein, schließt sie ihre Beine; ist die Mumu zu eng, spreizt sie ihre Beine. Voilà.

Ich persönlich finde diese Typologie nicht nur insofern unzulänglich, als dass sie Penisdicke, Vorlieben und Grad der Erregung und noch einige andere Kriterien nicht berücksichtigt, sondern auch insofern, als dass sie die Klischees von Penislänge und Vaginaenge bemüht. Ganz zu schweigen von der Terminologie. Ich glaube nicht, dass gute Liebhaber*innen anhand ihrer Genitalien zu bestimmen sind, und auch nicht, dass wir pauschal sagen können, wer mit wem sexuell optimal harmoniert. Sex ist schließlich so viel mehr als Pommels und Mumus, und jedes Paar tickt und fickt anders. Wir haben eine wundervolle Vielfalt an Intimteilen, wobei jedes einzigartig und wirklich schön ist! Die Mythen vom hervorragenden Stecher-Penis und der geilen, engen Möse sind endlich über Bord zu werfen.

Wenn dein Dingeling ein Tier wäre, welches wäre es?

Nachdem ihr im ersten Flow bereits ausgiebig euer genitales Gegenüber begutachtet und bestaunt habt, könnte es eine schöne Übung sein, euch gegenseitig zu zeichnen und die individuelle Schönheit eures liebsten Spielzeugs künstlerisch festzuhalten. Oder vielleicht für eure Pommels und Mumus einen passenden Namen zu finden und euch so höflich einander vorzustellen. Oder der Frage nachzusinnieren: Wenn dein Dingeling ein Tier wäre, welches wäre es?

Die Kunst der Berührung

Liebe, Lust und Leidenschaft können nicht ohne Berührung leben. Weil das so grundlegend ist, verpassen wir häufig, über die Qualität unserer Berührungen groß nachzudenken. Doch ja, auch Anfassen kann und will gelernt sein. Ich möchte euch ein paar wichtige Grundpfeiler für verbindende und nährende Berührung vorstellen.

Wenn ihr Hand oder allerlei anderes aneinander legt, dann nehmt euch bitte Zeit und findet Reiz und Prickeln in der Langsamkeit und Entschleunigung. So kann euer Gegenüber wirklich nachspüren, was die jeweilige Berührung in ihr*m auslöst, sich gänzlich in das Gefühl fallen lassen und es ausgiebig genießen. Außerdem macht es einen enormen Unterschied, wenn ihr euch mit Präsenz anfasst. Lenkt all eure Aufmerksamkeit auf euer Tun und achtet auf die leisesten Reaktionen der*s anderen. Und auch wenn ihr vielleicht schon lange zusammen seid und euch in- und auswendig zu kennen meint: Bleibt neugierig und spielerisch. Seid kreativ in euren Berührungen und versucht auch immer mal etwas Neues. Wer weiß, was ihr bisher verpasst habt. Habt selber Spaß und Freude daran, eure*n Liebste*n zu berühren, und geht auf Entdeckungstour.

Das Schlusslicht dieser vier Grundpfeiler (Zeit & Langsamkeit, Präsenz & Achtsamkeit, Spiel & Neugierde) ist ein sehr wichtiges: Die Absichtslosigkeit! Viel zu häufig verfolgen wir mit unseren Berührungen ein gewisses Ziel. Zum Beispiel Lob, Feuchtigkeit oder Steifheit. Versucht euch wirklich frei zu machen von Erwartungen oder mehr oder minder definierten Absichten. Auch der gute alte Orgasmusdruck ist sehr oft auf unserer Sex-Agenda zu finden. Bleibt offen für alles, was passieren möge. Vielleicht geht ihr ab wie Schmidts Katze, vielleicht fängt eine*r von euch an zu lachen oder zu weinen, vielleicht klickt es heute einfach nicht zwischen euch. Und all das ist in Ordnung und willkommen. Erzwingt nichts und seid ehrlich, transparent und authentisch bezüglich eurer Gefühls- und Lustlage.

Viel zu häufig verfolgen wir mit unseren Berührungen ein gewisses Ziel.

Neben der Frage nach der Qualität der Berührung gibt es noch die der Perspektive. Wir können einander unter dem Hinblick berühren, was der*m anderen gut gefällt oder was sie*er sich wünscht, und damit ihr*ihm wohltun, oder wir können unseren eigenen Gusto in den Vordergrund stellen. Schauen, wie wir die*den Liebste*n gerne anfassen wollen und was uns selbst Lust bereitet. Dabei ist selbstverständlich unumstößliche Voraussetzung, dass nichts gegen den Willen der*s anderen stattfindet! Wenn ihr euch das nächste Mal gegenseitig massiert, könnt ihr die verschiedenen Perspektiven ausprobieren und damit experimentieren, inwieweit sich eure Berührungen und Empfindungen dadurch verändern.

Schlussendlich sei noch ein Wort zur Vielschichtigkeit von Berührung gesagt. Denn wahre Tuchfühlung tangiert nicht nur unsere Haut, sondern auch unsere Seelen. Oder wie auch immer ihr das Innere in euch nennen mögt. Fasst einander so an, dass ihr auch die Gefühle und das Herz der*s anderen berührt. Andererseits der Appell, euch selbst auch wirklich berührbar zu machen. Das heißt, alle Schutzpanzer abzulegen und sich verletzlich zu machen. Das ist nicht ohne, ich weiß. Aber genau hier finden wir intensive Verbindung und ebenso intensive Gefühle wie Lust und Liebe.

Vorspiel & Aftercare

Auch wenn das konkrete Beispiel für Vor- und Nachspiel im Kamasutra nach Vatsyayana eher befremdlich ist, so ist das Aufwerfen dieses Themas doch gut und wichtig. Wie bereiten wir uns auf Sex vor, und wie bereiten wir ihn nach? Während das Vorspiel heutzutage schönerweise schon fast als elementarer Bestandteil des erotischen Spiels anerkannt wird, so ist *Aftercare* für viele doch noch ein Fremdwort.

Während wir einander im Vorspiel eher aufgeilen, reizen, locken und eben miteinander spielen, so wollen wir in der Aftercare uns umeinander kümmern. Gemeinsam runterkommen, entstandene Gefühle auffangen, entspannen und das Erlebte integrieren.

Die schon erwähnte und durch längere Beziehung begünstigte Faulheit schwächt oft unseren Willen zum Vorspiel. Mit Betonung auf dem zweiten Teil des Wortes. Eben nicht nur mal fix die*den eine*n hart rubbeln und den*die andere*n ausreichend feucht kriegen (oder gleich zum Gleitgel greifen), sondern sich kreativ, von der Lust und dem Moment getrieben miteinander zu befassen.

Gerade für Mumumenschen ist ein Vorspiel von essenzieller Bedeutung, weil die Vulven zumeist etwas mehr Zeit möchten, um ordentlich durchblutet zu werden und damit nicht nur eben feucht, sondern auch lustempfänglich zu sein. Viele übergehen da ihre eigenen Bedürfnisse und versuchen möglichst effizient den Beischlaf zu ermöglichen. Aber, ihr Lieben, Effizienz und Vorspiel sind Antagonisten. Ein gelungenes Vorspiel macht nicht nur so viel Bock auf mehr und heizt ordentlich ein, sodass jede Erfüllung der angedeuteten oder vorschaulichen Lust zur echten Ekstase wird, es macht auch, dass wir uns aufeinander einstellen, schauen, welcher Vibe heute der unsrige ist, und hilft uns, im Moment und beieinander anzukommen. Das Vorspiel hat viele Gesichter. So könnt ihr euch zum Beispiel tänzerisch verführen, einander ausgiebig massieren, erotische Geschichten vorlesen, gemeinsam einen guten Porno schauen, euch beim Masturbieren zuschauen oder euch lang und breit befingern und lecken. Der Kreativität sind keine Grenzen gesetzt.

Es kann und darf bei Sex alles passieren!

Wie bereits vorher erwähnt, kann und darf beim Sex alles passieren. Er kann laut und wild, aber auch still und zart sein. Oder göttlich und transzendent. Was auch immer sein möge; während der gemeinsamen Aftercare kümmert ihr euch um euch selbst und einander. Sprecht entweder über das Erlebte und wie ihr euch fühlt oder verweilt angeschmiegt in Stille. Knutscht noch ewig weiter oder schmaust post-koital leckeres Essen im Bett. Schaut einfach, dass auch hier noch all eure Aufmerksamkeit auf eurer Verbindung ist und ihr die erotische Begegnung achtsam gemeinsam beschließt und nicht einfach hinterm Handy verschwindet oder ad hoc Netflix anspringt. Es kann auch gut sein, dass bei einem*r von euch starke Emotionen hochgekocht sind, die Beachtung verlangen. Seid lieb und verantwortungs- wie auch verständnisvoll miteinander. Auch wer gefickt hat, muss freundlich sein.

Ein gelungenes **Vorspiel** hilft uns, im **Moment** und beieinander **anzukommen.**

SEX-FLOW: LECK MICH!

Jetzt wird's genüsslich! Ich lade euch zu einem Festmahl ein, und ganz im Gegensatz zum originalen *Kamasutra*, das den Oralverkehr zum Teufel jagt und propagiert, er sei nur etwas für homosexuelle Eunuchen und Frauen unterster Kaste, wollen wir einander nach Herzenslust ausschlecken und schmausen. Unsere Münder sind genauso sexuelle Organe wie unsere Genitalien, und wie fein ist es doch, wenn wir einander wirklich mit Haut und Haar lieben und auskosten.

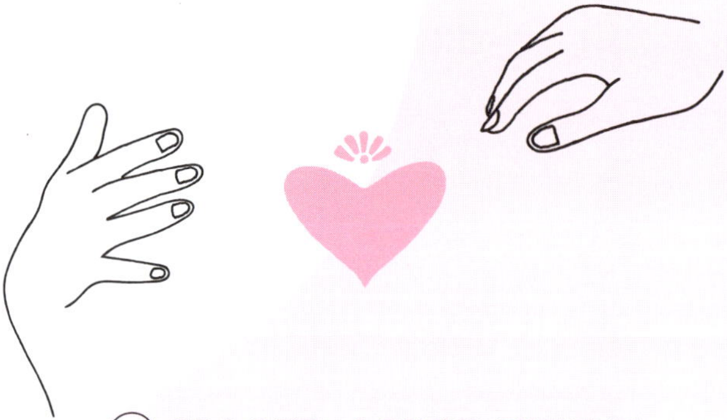

1 HAND AUFS HERZ

Setzt euch einander gegenüber und nehmt Augenkontakt auf. Schaut, dass ihr so nah beieinander seid, dass ihr entspannt die jeweils rechte Hand auf das Herz eurer*s Liebsten legen könnt. Spürt, wie ihr Liebesenergie gebt und gleichzeitig empfangt und so ein unendlicher Kreislauf an Liebe entsteht. Ruft euch während dieses Austauschs schöne Erinnerungen aus eurer gemeinsamen Zeit ins Gedächtnis. Löst euch nach zirka fünf Minuten vorsichtig voneinander.

② MASSIEREN

Schenkt euch gegenseitig abwechselnd eine verwöhnende Massage, wobei wir hier noch den Genitalbereich aussparen. Verwendet dafür gerne ein gutes Öl und seid kreativ. Nutzt all eure Körperteile, also nicht nur eure Hände, sondern auch die Brust, den Poppes oder sogar eure Haare, und spielt mit verschiedenen Berührungsqualitäten.

So könntet ihr zum Beispiel neben dem klassischen Drücken auch streicheln oder vorsichtig kitzeln, vielleicht über die Haut kratzen, die*den Liebste*n zart beißen oder zupfende Berührungen schenken. Seid neugierig auf den wunderschönen Körper, der vor euch liegt, und vergesst, was ihr zu wissen glaubt.

Ihr könnt auch mit den vorher beschriebenen Perspektiven der Berührung spielen, zu wessen Genuss ihr da gerade was berührt. Und lasst einander durch Gurren, Stöhnen und Schnurren wissen, was euch gefällt.

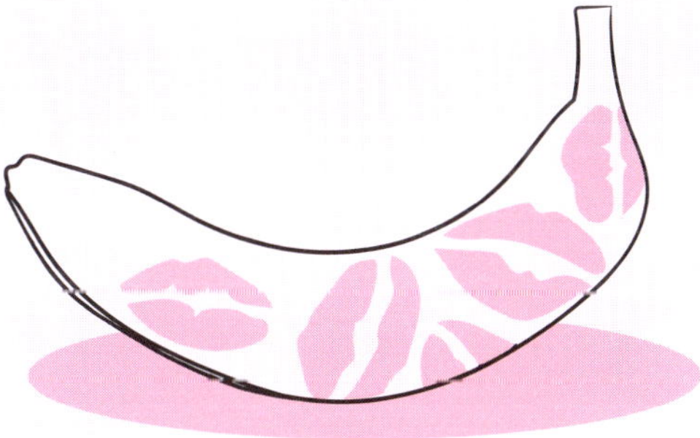

③ SPREAD LOVE LIKE CONFETTI

Bedeckt eure Körper gegenseitig mit unendlich vielen Küssen. Dabei könnt ihr auch mit den Qualitäten variieren; vom zarten Luftkuss bis hin zum Saugfisch. Oder ihr schleckt euch vielleicht genüsslich ab oder schreibt mit der Zungenspitze süße Botschaften auf die Haut. Nutzt optional Lippenstift für visuelle Extravaganz.

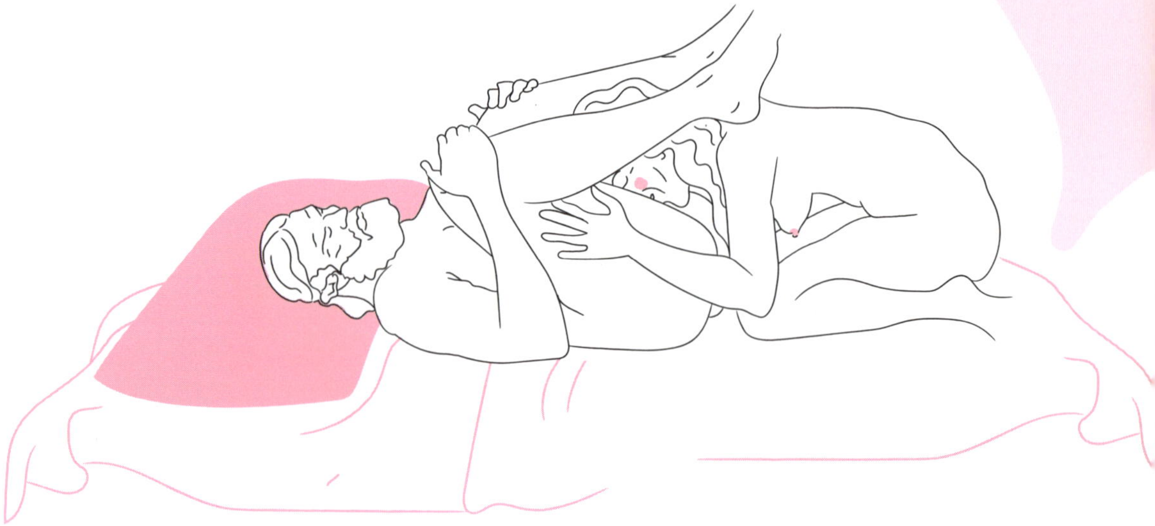

④ LECKER

Während sich eine*r von euch aufs Kreuz legt und die Beine an sich heranzieht, leckert der*die andere genüsslich an den Genitalien des*rjenigen. Nehmt euch dafür ordentlich viel Zeit und arbeitet euch langsam von außen nach innen.

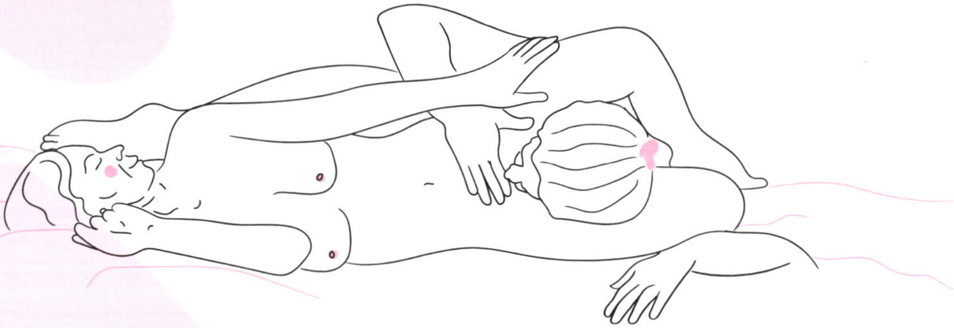

⑤ SCHLECKER

Jetzt legt sich die Leckermaus aus der vorigen Runde auf die Seite und wird von dem*r Liebsten, der*die seinen*ihren Kopf zwischen den Beinen hindurchsteckt, von hinten ausgeschleckt. Durch den Posenwechsel erfahren wir eine gänzlich neue Perspektive und genießen ganz andere Gefühle. Der aktive Mensch lässt dabei die breite flache Zunge über die Intimteile gleiten und streicht auch immer mal die Energie über den Körper der*s Umsorgten aus.

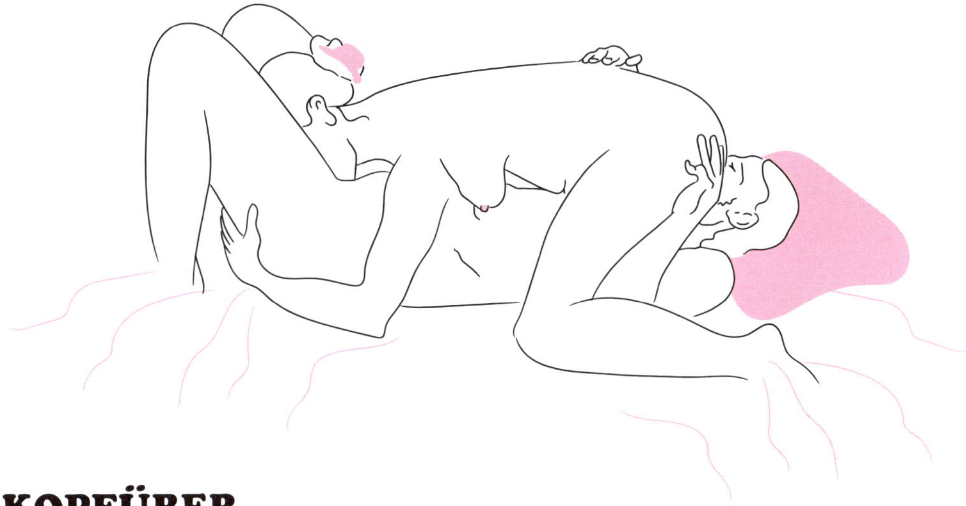

6 KOPFÜBER

Eine*r von euch krabbelt kopfüber auf den*die andere*n, sodass ihr beide mit euren Mündern entspannt an die geöffneten Schößе voneinander kommt. Pustet, leckt und pulsiert mit euren Lippen, Zungen und Herzen. Schmelzt in die simultane Verbindung von Geben und Nehmen hinein.

7 YUMMI

Der bereits oben liegende Mensch robbt noch etwas weiter nach vorne, Kopf in Richtung Füße der*s anderen, auf dass sich die so ausgiebig angeturnten Genitalien miteinander vereinen und aneinander reiben können. Die unten liegende Person genießt dabei besonders schöne Aussichten!

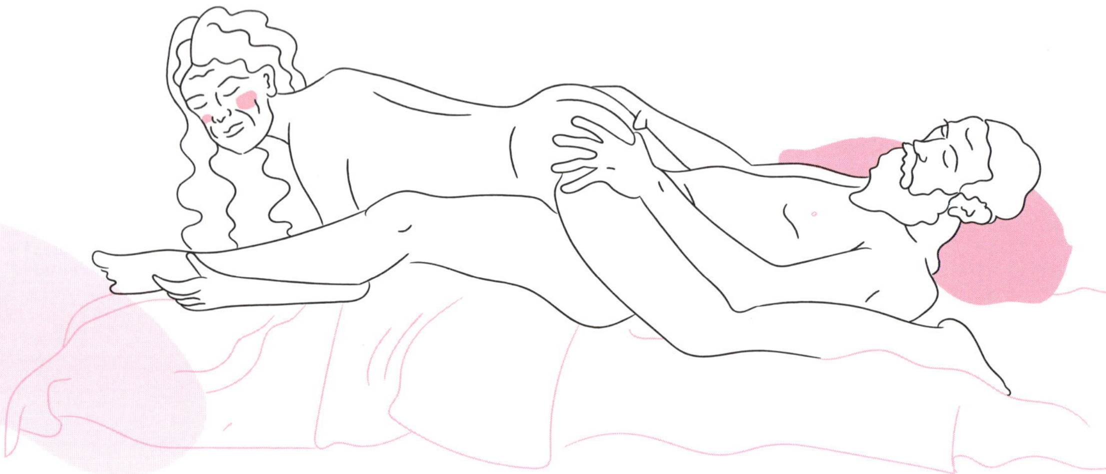

8 SCHERENSTELLUNG

Legt euch nun beide eher seitlich ab und verschränkt eure Beine ineinander, sodass ihr wie zwei Scheren ineinander greift und ihr hier, sollte ein Penis im Spiel sein, damit hervorragend in der Mumi oder im Poppes mörsern könnt. Klar könnt ihr auch wieder zum Strap-on greifen. Die Scherenstellung ist übrigens eine schöne Position, um auch postkoitale Verschmelzung zu genießen. Mumumenschen sind vaginal nach ihrem ersten Orgasmus häufig aufgrund der verstärkten Durchblutung sehr empfänglich für weitere Lustgefühle, während Penismenschen hier nach Ejakula-

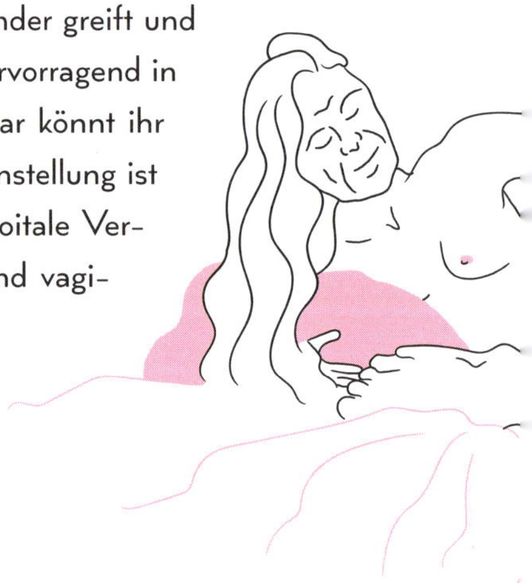

tion, natürlich unter Berücksichtigung ihrer Verhütungsstrategie, wunderbar verweilen können und ihr gemeinsam dem Abschwellen und Nachzucken nachspüren könnt.

9 AFTERCARE

Um den köstlichen Gefühlen nachzuspüren und diese im ganzen Körper zu verteilen, legt sich eine*r von euch entspannt auf den Rücken, während der*die andere mit der flachen Hand und Bedacht die sexuelle Energie vom Schoß aus über Bauch, Brust, Arme und Beine ausstreicht. Gerade im Tantrischen gehen wir davon aus, dass wir im gesamten Körper orgiastische Gefühle verspüren können, und nähren auf diese Art und Weise jede Zelle mit köstlicher Lebensenergie. Natürlich wechselt ihr euch ab, damit ihr beide in diesen entspannenden Genuss kommt.

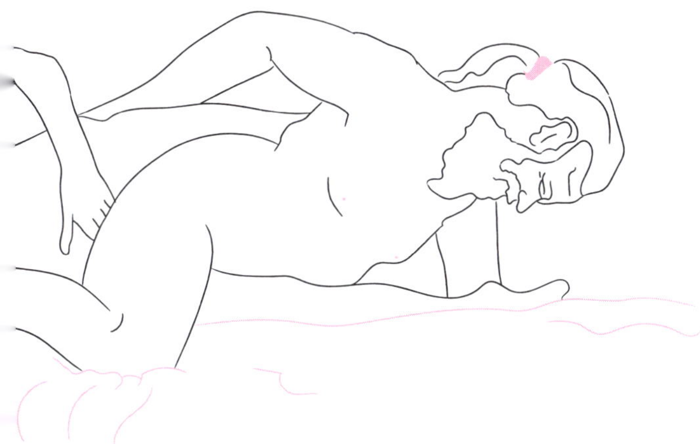

4. BUCH

DIE NACHHALTIGE LUST

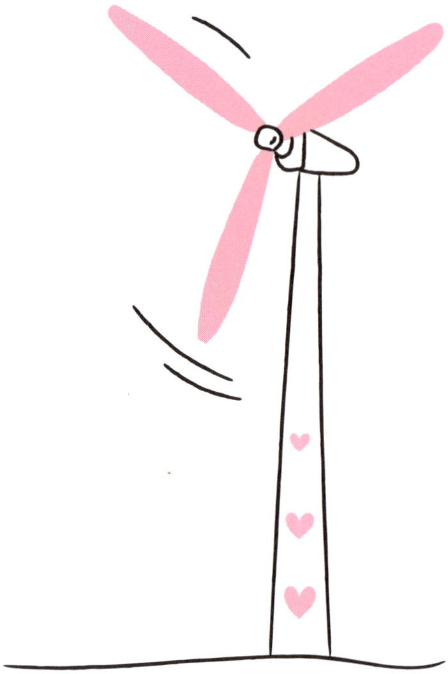

Zusammenfassung des Originals: über das Verhalten einer Ehegattin

Das vierte Buch des Kamasutra nach Vatsyayana beschäftigt sich einerseits damit, wie die Ehefrau sich gegenüber ihrem Gatten zu benehmen, und andererseits, wie sie mit den Nebenfrauen umzugehen habe. Wir erinnern uns der Entstehungszeit wie auch des -orts des Kamasutra und blicken aus heutiger Sicht etwas befremdet und auch neugierig bis amüsiert auf das Modell der Mehrfachehe samt des hauseigenen Puffs, aka des Harems.

Der Spaß hört für die meisten auf, wenn wir einen genaueren Blick auf die Pflichten der zur Ehe gewonnenen Frau werfen. Denn sie habe sich, na klar, nicht nur um alle häuslichen Pflichten zu kümmern und ihren Mann jedes Mal sogleich zu fragen, was sie für ihn tun kann, sobald ihr Gatte zur Tür hereinkommt, sie darf auch nicht vor ihm schlafen gehen, nach ihm aufstehen oder ihn gar jemals wecken. Ihren Schwiegereltern habe sie selbstverständlich niemals zu widersprechen. Sollte sie ausgehen wollen, muss er das erlauben. Um eine mögliche Revolte zu verhindern, so meine Vermutung und Interpretation, werden die Ehefrauen dazu angehalten, untereinander zu konkurrieren, und stehen im Wettkampf um den Titel der besten Gattin. Und die Essenz all ihres Tuns sei das Folgende: ihren Gatten wie einen Gott zu behandeln. *Aaach, mein Göttergatte.* Nur eben leider frei von Ironie, sondern wortwörtlich verpflichtend.

Na klar, schreibt Vatsyayana, solle die Frau möglichst verhindern, dass ihr Mann sich andere Ehefrauen neben ihr nimmt. Gebäre sie allerdings keine Kinder oder eben nur Mädchen, dann solle sie ihm sogar bei der erneuten Brautwahl helfen. Zu den Nebenfrauen habe Frau Nummer 1 stets freundlich und gut zu sein. Insgeheim aber solle sie Intrigen spinnen und Zwist schaffen.

Am Ende des Kapitels werfen wir noch einen kleinen Blick in den Harem und erfahren, dass er eine geschlossene Gesellschaft ist. Keine kommt raus, und keiner kommt rein. Außer eben der Herr des Hauses, der sich jeden Abend eine der Damen erwählt. Auch sie rivalisierten um seine Aufmerksamkeit und Gunst und hinterblieben aufgrund der Menge an Frauen lange Zeiten einsam und sexuell unbefriedigt. Ihre Rettung: sich miteinander und mit künstlichen Penissen, auch Dildos genannt, zu vergnügen.

Die innere und äußere Haltung

Sag ich Kamasutra, denkt ihr Stellungen. Lasst uns daher doch gerne noch mal ausführlicher darüber reden. Wir verfallen allzu gerne dem Irrglauben, dass, wenn die Technik stimmt und wir allerlei funky Stellungen draufhaben, wir gute Ficker*ienen wären. Aber was das maßgeblich bestimmt, ist nicht, ob wir unser Bein hinter den Kopf schmeißen können, sondern wie wir innerlich eingestellt sind.

Zunächst aber erst mal zu den heiß ge- und beliebten Sex-Stellungen. Das Kamasutra listet einige verschiedene Positionen auf, und das aus zwei Gründen: Einerseits, wie vorher schon ausgeführt, sollen diese etwaige genitale *Unstimmigkeiten* ausgleichen. Ihr wisst noch; von wegen zu groß oder zu weit und Beine zusammen oder Beine gespreizt ... Was wir aus diesem Gedankengang mitnehmen können, ist die Bewusstheit, dass verschiedene Posen uns unterschiedliche Empfindsamkeiten bieten und wir eingeladen sind, damit zu spielen. Der zweite Aspekt, warum uns das Kamasutra diverse Kopulations-Konstellationen darbietet, nebst all dem anderen praktischen Beiwerk, von Beißen bis Kratzen: Es lehrt uns, dass Mannigfaltigkeit und Abwechslung die Leidenschaft erhöhen und wir so der drohenden Ödnis im Bett Einhalt gebieten können.

Ich persönlich glaube auch, dass die vorgestellten Stellungen mit Yoga-Haltungen verglichen werden können, insofern als dass sie durch Bewegung und Atmung mehr Energie in unser System bringen und dass die Posen konkret den Energiefluss beeinflussen und wir ihn so gezielt lenken können, wenn bewusst praktiziert wird. So können wir durch das Konstellieren und Kuratieren beim Sex zum Beispiel Gefühle der Verbundenheit, der Macht, der Transzendenz und so weiter herstellen und dieses *Kamasutra* möchte euch dazu die sieben choreographierten Flows anbieten. Zu guter Letzt werden für uns diese Welt und unser Leben vor allem durch Unterschiede erst richtig erfahrbar. Eintönigkeit innerhalb und außerhalb des Bettes betäubt uns und lässt uns keine Intensitäten mehr spüren. Wenn wir also beispielsweise bewusst die Posen wechseln, nicht um eine gute Show zu liefern, sondern weil wir dem Fluss des Moments folgen und auf die sich offenbarenden unterschiedlichen Empfindungsqualitäten achten, eröffnet sich eine ungeahnte Pforte zur ewigen und außergewöhlichen Lust. Im Übrigen: Genauso wie wir unsere Körper beim Sex bewegen, so bewegen wir auch unsere Emotionen. Im

Die Posen beeinflussen den Energiefluss.

besten Fall verkörpern wir authentisch das, was gerade in uns ist, und erreichen Harmonie zwischen Innen und Außen. So finden wir den Weg in unsere ureigene Lebendigkeit.

Neben den äußerlichen Sex-Stellungen schaut auch, wie ihr innerlich zueinander eingestellt seid. Was treibt euch an, miteinander in die Kiste zu wollen? Habt ihr richtig Bock, oder wollt ihr von etwas ablenken: Wollt ihr vielleicht dem Alltag entfliehen oder den letzten Beziehungskonflikt wegbumsen, oder habt ihr gar keine Lust, sondern gebt einfach nur nach, weil ihr glaubt, das müsse mal wieder sein? Prüfet, was sich sexy bindet, denn eure Motivation, egal wie bewusst oder unbewusst, wird euren Sex beeinflussen. Genauso eben die Frage, wie der Liebessegen gerade bei euch hängt. Steht eventuell etwas zwischen euch, gibt es Unausgesprochenes, nervt euch die*der andere gerade eigentlich unsäglich, oder könnt ihr es schlichtweg nicht fassen, dass sich dieser Supermensch mit euch umgeben möchte? Auch das betrifft unmittelbar euer Sexleben.

Prüfet, was sich sexy bindet!

Während ihr also mit Freuden die äußeren Haltungen studiert, schaut auch, wie eure innere ist. Und wenn diese in Schieflage ist, exploriert, was es braucht, damit ihr einander wieder zugewandt, voller Begehren und Respekt und auch in Liebe sein könnt. Frech und keck könnt ihr ja trotzdem miteinander sein.

Die liebe Libido

Wenn wir uns frisch ineinander verknallen, scheinen der Leidenschaft keine Grenze gesetzt zu sein. Morgens, mittags, abends und auch sonst immer lechzen wir nacheinander und vergnügen wir uns miteinander. Dann gehen ein paar Monate und Jahre ins Land, und damit verebbt in den allermeisten Fällen auch die sexuelle Aktivität. Ein Evergreen, wenn man so möchte. Neben der schon vorher erwähnten zunehmenden Faulheit in Beziehungen wächst scheinbar auch die allgemeine Unlust. Tatsächlich beginnen dann einige Menschen zu glauben, irgendwie asexuell geworden zu sein, während es eigentlich eher der Fall ist, dass sie zwar die*den Liebste*n nicht mehr so sehr begehren, wohl aber Lust auf sich außerhalb der Beziehung befindende Menschen haben, dies jedoch wiederum nicht unserem anerkannten Beziehungskonzept entspricht und daher unterdrückt wird. Das mag vielleicht deprimierend klingen, aber mir ist es wichtig, das in dieser Kürze zu sagen, weil ich euch beruhigen möchte: Sie ist ein Stück weit normal und trotzdem wird Lust- und Sexlosigkeit in Beziehungen stark tabuisiert, weil die Menschen sich dafür schämen und befürchten, als gescheitert betrachtet zu werden. You're not alone in this!

Na jut, wie können wir denn aber die Leidenschaft aufrechterhalten, ohne Nebenmenschen oder einen Harem zu haben? Ich könnte ein ganzes weiteres Buch allein zu diesem Thema schreiben; ist der Verlust der Leidenschaft füreinander schließlich einer der häufigsten Gründe, warum Paare zur Therapie gehen. Die Frage ist, warum geht denn die liebe Libido, übrigens im Mittel nach zirka zwei Jahren, flöten? Neben der Trägheit und der Eintönigkeit gibt es da nämlich noch etwas: Und zwar die elende Verfügbarkeit. Wir können schlichtweg nichts begehren, was wir bereits haben.

Warum geht die Libido flöten?

Deswegen gibt es auch den Lust-Leitsatz: Feuer braucht Luft. Also seid nicht nur kreativ miteinander, steckt nicht nur ein bisschen Mühe und Freude in eure (sexuelle) Beziehung und bumst euch nicht nur durch die verschiedenen Stellungen und bringt so nicht nur etwas Schwung in die Hüften, sondern schaut, dass ihr auch noch Dinge unabhängig voneinander unternehmt. Nicht im Bösen. Aber es ist echt so wichtig, dass ihr nicht einfach zu einem *Wir* verschmelzt und nur noch im Doppelpack erhältlich seid, sondern eigenständige Wesen bleibt, mit eigenen Freunden, Träumen und Wegen. Nur so seid ihr appetitlich; für euch selbst und eben auch für die*den Liebste*n. Geht mal allein ins Kino, verreist für ein paar Tage oder startet ein Hobby, das nur euch selbst gehört. Folgt euren Leidenschaften und seht, wie die gemeinsame wieder Früchte zu tragen beginnt!

Noch ein Wort zum Schluss: Lustlosigkeit ist nichts, was uns einfach so *passiert*. Wir neigen dazu, es so hinzustellen, als würden wir gar nichts dazukönnen und seien lediglich passives Opfer des miesen fiesen Lustverlusts. Aber wünschen wir uns tatsächlich mehr Sex oder eigentlich nur mehr Lust auf Sex, weil wir das Gefühl haben, das sollte so sein und wir schulden es dem*r anderen?

Wünschen wir uns mehr Sex oder mehr Lust auf Sex?

Unsere Libido und auch ihre temporäre Abwesenheit können uns viel über uns selbst und unsere Beziehung sagen. Vielleicht stehe ich unter starkem Druck wegen irgendetwas, vielleicht stimmt etwas auf der Beziehungsebene nicht, vielleicht habe ich zu bestimmten Praktiken keine Lust. Wenn ihr ein *Nein* verspürt, dann schaut, wozu genau ihr *Nein* sagt. Essenziell wichtig ist es, das eigene *Nein* genauso wie das *Nein* der*s anderen zu respektieren. Auf diese Weise könnt ihr nämlich herausfinden, wozu denn ein fettes *Ja* besteht, und so die Lust wiederbeleben und im besten Fall sogar noch vergrößern. Und neben der Funktion des Neins ist es eben in eurer Verantwortung, die Sterne günstig zu stellen für eure leidenschaftlichen Abenteuer. Mit Selbstständigkeit, Transparenz, Wertschätzung und Pfiff.

Schall und Hauch

Genauso wie unsere Vorspiele und Sex-Abläufe dazu neigen, einer Routine und gewohnten Mustern zu folgen, so tun dies auch unser Atem und die Geräusche, die wir während des Aktes von uns geben (oder eben auch nicht). Die meisten Menschen atmen unbewusst und flach beim Sex, spannen all ihre Muskeln an und versuchen sich zum Höhepunkt zu hecheln. Im *Kamasutra* und überhaupt tantrischen Sex plädieren wir dafür, mit dieser Gepflogenheit zu brechen und schwingungsfähig zu bleiben. Indem ihr beispielsweise beim nächsten Sex-Flow mal ganz bewusst auf euren Atem achtet und versucht, diesen zu variieren. Statt flach in die Brust nach Luft zu schnappen, versucht doch, den Atem tief und gleichmäßig in den

Bauch zu schicken. Eine vollständige Bauchatmung ist daran zu erkennen, dass sich eure Bauchdecke beim Einatmen anhebt und wieder senkt mit der Ausatmung. Ein solches Atmen erleichtert es euch nicht nur, mehr im Moment zu sein sowie bei der*m Liebsten, sondern es vertieft auch die Lustgefühle und bereitet den heiß angesagten Ganzkörperorgasmus vor, bei dem wir nicht nur im Schoß sondern in allen Körpernischen und -ecken höhenpünktliche Gefühle erleben. Dabei zieht ihr eure Geilheit mit dem Atem aus dem Schoß nach oben in eure Brust und verteilt sie mit der Ausatmung im gesamten Körper. Das bedarf, na klar, einiger Übung und neugieriger Offenheit. Zusätzlich beruhigt eine tiefe Bauchatmung die Gemüter und Lenden und verlängert die gemeinsame sexy Zeit. Sollte euch zum Beispiel *zu frühes* Kommen bekümmern, dann kann eine gleichmäßig tiefe Atmung bereits erste Hilfe verschaffen.

Eine vollständige Bauchatmung vertieft die Lustgefühle.

So können wir also mit dem Tempo unseres Atems spielen, aber auch damit, wohin wir ihn schicken. Wir können das Einatmen kürzer halten als die Ausatmung und so mit den Sauerstoff-Verhältnissen experimentieren oder auch mit der Temperatur von Luft, indem wir beispielsweise durch einen spitzen Kussmund einatmen und abkühlen oder durch den weit geöffneten Mund heiß ausatmen und uns so erden.

Wenn ihr eure Atempalette an Möglichkeiten erweitert, könnt ihr von Herzen gerne damit variieren und hier genauso beobachten, wie die verschiedenen Atemmuster eure Verbindung wie auch euer Lustempfinden beeinflussen.

Mindestens genauso wichtig wie die Luft ist der Ton. Traut ihr euch, eurer Lust lautstark Ausdruck zu verleihen? Gerade Penismenschen wurde leider viel zu lange vermittelt, dass sie stoisch und still zu sein haben. Aber was ist denn bitte schöner, als den*die Liebste*n im vollen Ausdruck seiner*ihrer Lust laut und nuancenreich zu bezeugen? Auf der anderen Seite stehen viele Mumumenschen durch Pornos und Co. unter dem Erwartungsdruck, beinahe hysterisch vor geiler Besinnungslosigkeit kreischen zu müssen.

Das *Kamasutra* nach Vatsyayana wiederum leitet die Leser*innen dazu an, Geräusche wie Tiere zu machen. Beispielsweise wie eine Taube oder ein Widder. Ich möchte euch schlichtweg ermutigen, die Gusche aufzukriegen und euch zu trauen, lautbar zu sein, in die volle Verkörperung dessen zu gehen, was ihr empfindet, und das auch zum Ausdruck zu bringen. Das befreit euch und eure Lust von Scham, Zurückhaltung, Enge und gibt eurem*r Spielpartner*in ein hervorragendes Feedback, ob gut ist, was gerade passiert. Ein schöner Nebeneffekt, wenn ihr euch nicht zurückhaltet und mit eurem Atem fließt und euch Geräusche erlaubt, ist, dass euer Kiefer locker bleibt, der in unmittelbarer Verbindung zu unserem Schoß steht. Ein verbissener Kiefer verhindert Ekstase. Seid einfach authentisch und im Fluss. Versucht nicht, etwas nachzuahmen oder vorzuspielen, Widder und Taube müssen es auch nicht unbedingt sein, aber seid generös mit euren Sexlauten.

Ein verbissener Kiefer verhindert Ekstase.

SEX-FLOW: GET THE FUCK GOING!

Ihr Lieben, nachdem wir nun konkret über Stellungen und Atmung gesprochen haben, wollen wir in die Puschen kommen. So wird es in diesem Flow tatsächlich etwas schweißtreibender, und ich lade euch ein, Freude am Experiment zu haben. Versucht, in den latent extravaganteren Stellungen trotzdem in eure Körper reinzuspüren, welche Qualitäten und Nuancen sich dadurch für euch erschließen. Und schaut, dass ihr euch wenn nötig Hilfsmittel und Stützen zum Schoße nehmt und gegebenenfalls auch kleine Verschnaufpäuschen einlegt. Und denkt dran: Lachen und Imperfektion sind herzlichst willkommen!

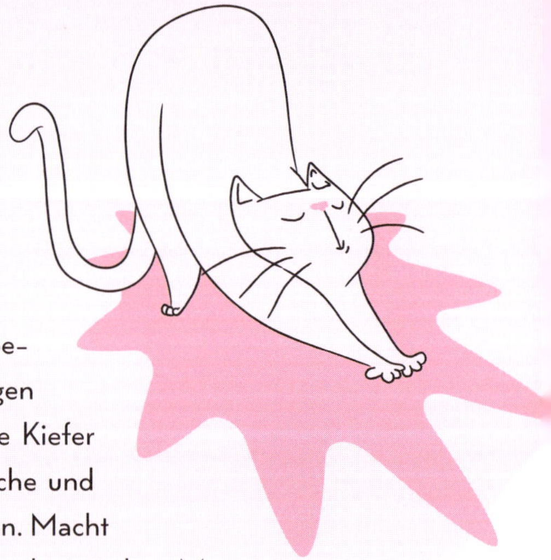

1 EXPANSION

Stellt euch einander gegenüber und beginnt, euch in alle möglichen Richtungen zu dehnen und zu verrenken. Lasst eure Kiefer dabei locker und erlaubt euch, genüssliche und loslassende Geräusche von euch zu geben. Macht das mindestens für fünf Minuten und horcht in jedem Moment auf euren Körper, in welcher Form er sich als Nächstes strecken, krümmen oder dehnen möchte.

2 STIRNKUSS

Setzt euch einander ganz nah gegenüber, legt die Hände auf die Oberschenkel der*s anderen, schließt die Augen und lehnt euch langsam nach vorn, bis dass sich eure Stirnen berühren und ihr sanften Gewichtes aneinanderlehnt. In vielen Traditionen ist der Punkt zwischen den Augen unser sogenanntes drittes Auge; der Sitz von Intuition und Weisheit. Synchronisiert eure Atmung und verbindet euch auf diese zarte Art und Weise.

3 FEUCHTMACHER

Für diese tantrische Atemübungen setzt ihr euch entweder im Schneider- oder Fersensitz gegenüber und haltet dabei Augenkontakt. Legt beide jeweils eure Hände flach übereinander auf eure Mumi oder euren Penis, als wenn ihr sie oder ihn schützen wolltet. Atmet dann gemeinsam langsam und vollständig durch die Nase ein und führt währenddessen die oben liegende flache Hand über eure Körpermitte bis hin zu eurem Mund und atmet auf die letzte Lungenkapazität lasziv in eure Hand ein. Dann lasst ihr diese auf dem gleichen Weg wieder nach unten wandern, während ihr durch den weit geöffneten Mund stimmvoll ausatmet. Sowohl beim Hoch- als auch beim Runterfahren eurer Hand bleibt diese im direkten Kontakt mit eurem Körper. Das erhöht nicht nur die Sinnlichkeit, sondern unterstützt uns auch dabei, den Energiefluss im Körper zu verteilen. Wiederholt diesen Ablauf gemeinsam für ungefähr zehn Minuten und intensiviert Atmung und Schnelligkeit, wenn ihr euch wohl mit der Übung fühlt. Nach Vollendung schließt die Augen und verweilt ein kleines Weilchen für euch selbst und spürt nach.

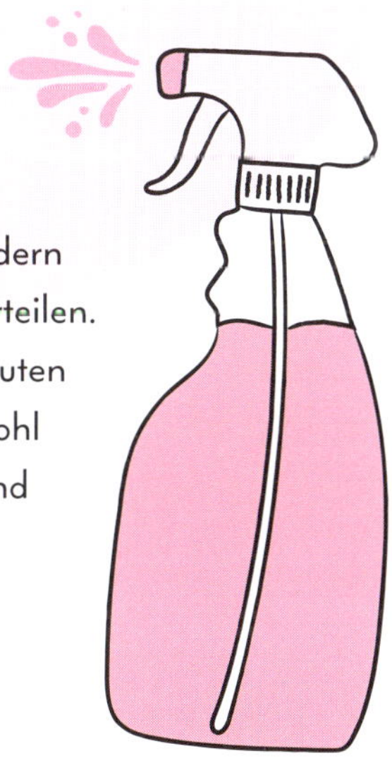

④ LUST EINHAUCHEN

Solltet ihr noch bekleidet sein, bitte ich euch nun, dies zu ändern und nackt zusammenzukommen. Dann legt sich eine*r von euch flach auf den Rücken und spreizt die Beine. Der*die andere kommt dem offen dargebotenen Schoß mit dem Gesicht ganz nah, berührt ihn aber nicht, sondern bedeckt die Mumi oder den Pommel mit heißen, gehauchten Atemzügen. Wenn du magst, verbinde deine Ausatmung mit einem langen tiefen beruhigenden Ton. Danach tauscht ihr die Rollen.

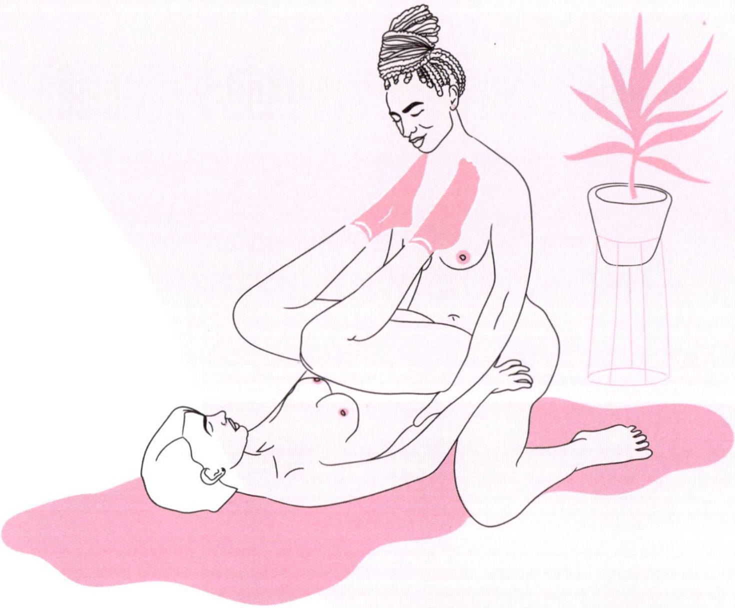

⑤ UP-LIFTED

Für die erste Stellung hebt Mensch mit Penis oder Strap-on das Becken des*r anderen an seinen*ihren Schoß herauf und dringt, wenn ihr beide bereit seid, vaginal oder anal in sie*ihn ein, während der penetrierte Mensch seine*ihre Beine anwinkelt und die Füße auf den Bauch oder die Brust des Penetrierenden ablegt. Wenn ihr mögt, könnt ihr ein Kissen unterlegen, um das Becken entspannter oben zu halten.

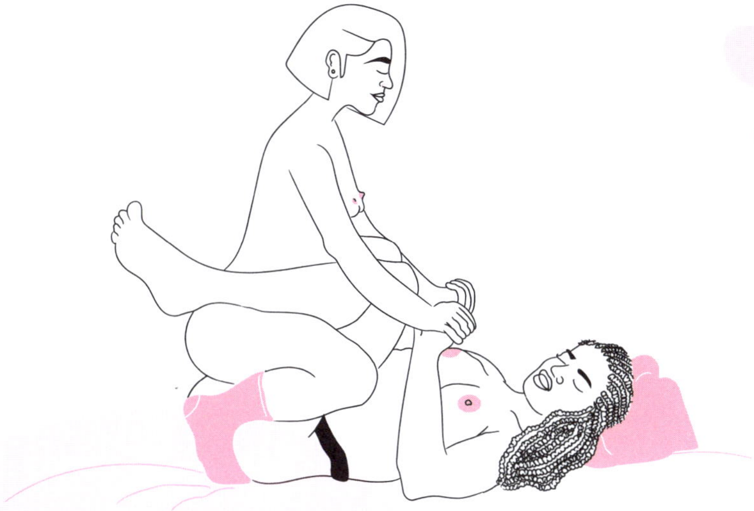

⑥ FREUDENRITT

Hierfür legt sich nun der Mensch mit genitaler Verlängerung auf den Rücken und winkelt die Beine an. Der*die andere hockt sich auf den*die aufs Kreuz Gelegten, sodass eure Genitalien (au naturel oder provisorisch) ineinander versinken können. Legt eure Hände ineinander und verstärkt so einerseits eure Verbindung und helft euch andererseits, gemeinsam im Rhythmus zu bleiben.

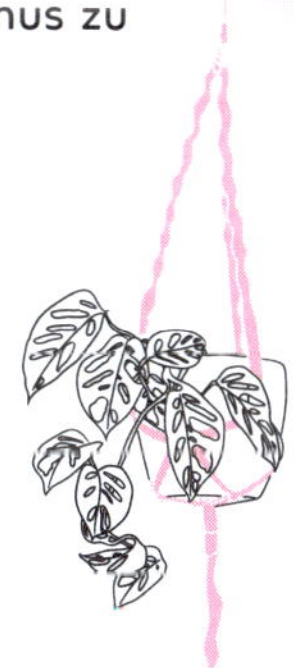

⑦ BRÜCKENRITT

Nun stellt der (temporäre) Penismensch seine*ihre Füße auf und schiebt das Becken nach oben, sodass der andere Mensch entweder vaginal oder anal auf ihm*ihr rücklings reiten kann. Findet euren gemeinsamen Rhythmus und macht euch eine Freude daraus.

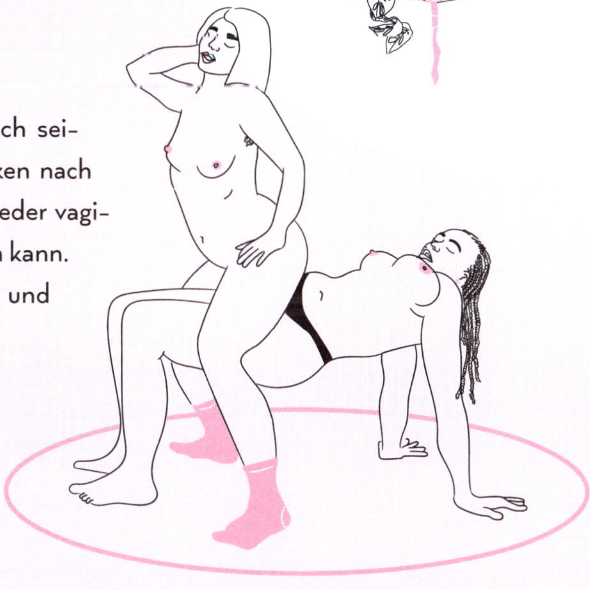

(8) SCHUBKARRE

Höhenwechsel, ihr Lieben! Wisst ihr noch, wie wir als Kinder einander in der Schubkarre über die Wiese geschoben haben? Statt der Füße packt ihr nun das Becken der*s Schubkarre-Spielenden, während die*der seine*ihre Beine um den Körper des*r Stehenden schlingt. Wer weiß, vielleicht landet ihr ja dennoch auf der anderen Seite des Zimmers.

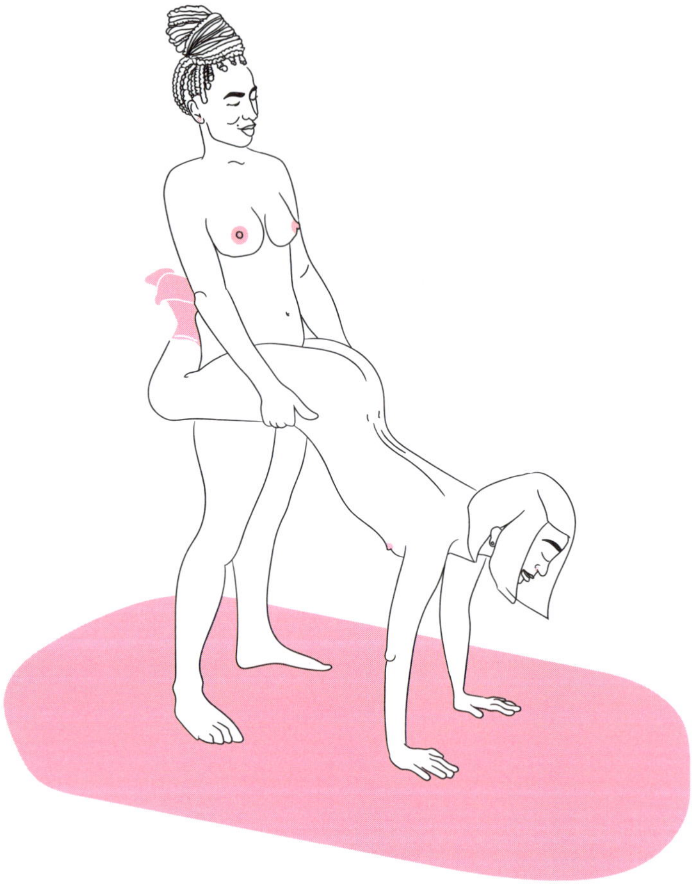

9 FESTGENAGELT

Für den kamasutrischen Klassiker im Stehen sucht ihr euch eine Wand aus, wobei der*diejenige, der*die Füße am Boden behält, die*den andere*n an diese presst und sie*ihn genital verschlungen trägt, während der*die Gepresste seine*ihre Beine um den*die Liebste*n schlingt. Praktiziert eine tiefe Bauchatmung, küsst euch leidenschaftlich und tauscht intensive Blicke.

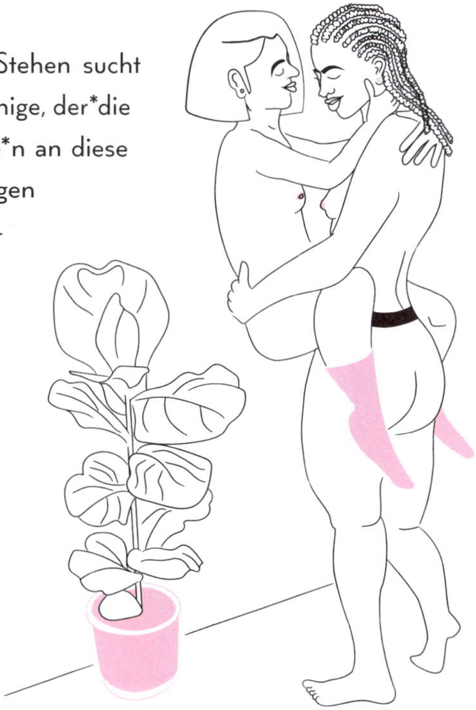

10 SELIG

Für eine besonders schöne Aftercare legt sich eine*r von euch seitlings auf den Schoß des*r anderen, in eine embryonal anmutende Körperhaltung. Schmiegt euch wie ein Baby in die Arme des*r Geliebten, der*die euch langsam für mindestens fünf Minuten wiegt und dabei beruhigende, summende Töne macht. Natürlich tauscht ihr auch hier anschließend wieder achtsam die Rollen.

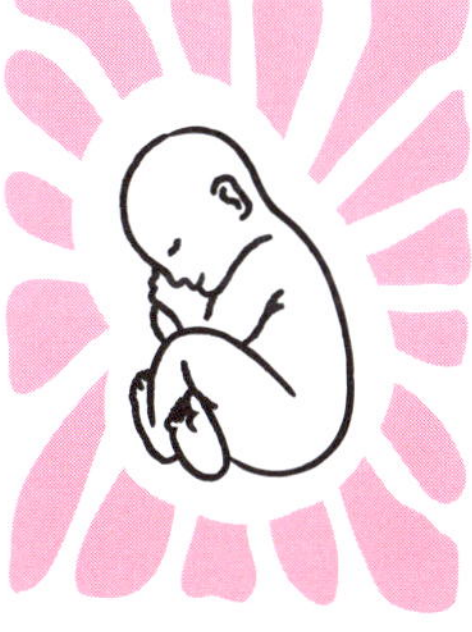

5. BUCH

UND DANN KAM POLY

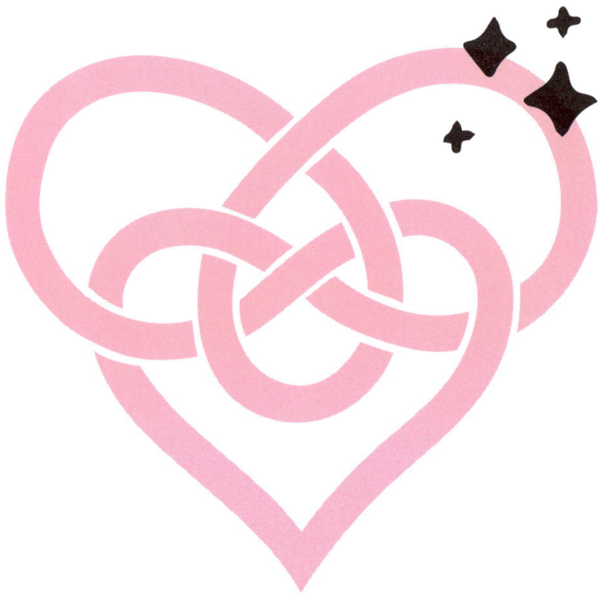

Zusammenfassung des Originals: über das Verhalten zu den Gattinnen anderer Männer

Nachdem Mann Frau bezwungen, geheiratet und ihr ihre Rolle in der Ehe klargemacht hat, beschäftigt sich das fünfte Buch des *Kamasutra* nach Vatsyayana mit der Frage, wie der Mann seine Frau nun am besten mit anderen Ehefrauen betrügen könne. Dabei werden wieder Überlegungen angestellt, was für Frauen er sich überhaupt zu nähern habe, um seine unbezwingbare Sehnsucht zu stillen (vor allem müssen sie eines sein, und zwar bezwingbar), und wie er an die Erwählte rankommt und sie von sich überzeugt. Sollte sie ihn trotz seiner Schmeicheleien und Geschenke abblitzen lassen, aber weiterhin in seiner Anwesenheit schöne Kleidung tragen, so habe er sie mit Gewalt zu nehmen. Außerdem könne der Mann an den Gebärden und der Mimik einer Frau erkennen, ob diese willig sei. Ein gefährlicher Gedanke, der auch heute noch sein Unwesen treibt und Tür und Tor für sexuellen Übergriff öffnet. Wenn der Mann dann die Neue erobert hat, sei ja klar, dass sich sein Interesse nach dem Erfolg wieder verflüchtige und auf ein neues Objekt seiner Begierde richte. Abschließend wird postuliert, dass sein eigener Betrug die beste Absicherung dagegen sei, dass seine Frau fremdgeht, da er ja somit weiß, wie der Hase läuft und worauf er zu achten hat. Eine bestechende Logik.

Ethical Polyamory

In vieler Munde, allseitigem Interesse und wenigen Liebesleben zu finden ist die – Trommelwirbel – Polyamorie. Ein sehr aufregendes Thema, das allerlei Gefühle bei uns auslöst. Besonders in den letzten Jahren hat die Polyamorie eine große Trendwelle erlebt; so stark, dass es in manchen Szenen sogar schon latent verpönt ist, monogam zu leben. Man sei dann halt noch nicht so weit, heißt es. Jut, aber was isses denn nun überhaupt?

Polyamorie entlehnt sich dem Wort Polygamie, was Mehrehe bedeutet, der Institution der Ehe hat sie sich entledigt und setzt voll und ganz auf die Liebe. Man sieht es am Wort: Mehrfachliebe. Das bedeutet, sich gegen das klassische Beziehungs- und Kleinfamilienbild mitsamt der sich immer nur zwei Liebenden zu entscheiden und die Anzahl an Liebhaber*innen unbegrenzt zu lassen. Die Idee dahinter lautet, dass Liebe und Lust nicht eingesperrt werden können und sich nicht reduzieren, sondern nur mehren können. Neben diesem hehren ideellen Ansatz erkennt es auch einfach nüchtern den Wunsch an, nicht nur einen Menschen bis ans Ende seines Lebens bumsen zu wollen und immer auch andere Personen heiß und anziehend zu finden. Polyamorie möchte diese Neigungen und Gefühle weder unterdrücken noch verbieten. Denn das sei ein Anzeichen, dass wir uns kapitalistisch aneinander gebunden haben und uns als Besitz betrachten. So wie unseren Lieblingsdildo, den wir auch nicht teilen wollen.

Liebe und Lust können sich nur mehren.

Neben der Freiheit als Leitmotiv geht es ganz viel um Ehrlichkeit und Transparenz. Denn auch wenn wir gesellschaftlich Fremdlieben in Form von Fremdgehen und Betrügen stark abwerten und teilweise sogar vertraglich ahnden, so ist es doch elementarer Bestandteil von Beziehungen, ob uns das nun gefällt oder nicht. Ethische Polyamorie möchte das nicht einfach ignorieren, sondern lieber anerkennend und gleichberechtigt damit umgehen. Denn Achtung, big news: Nicht nur Penismenschen gehen fremd oder haben Bock auf Sex mit anderen Menschen. Außerdem sind sie keineswegs stärker triebgesteuert als Mumumenschen, um hier mal kurz auch noch damit aufzuräumen. Indem wir innerhalb eines polyamoren Beziehungskonstrukts über unsere Wünsche und Pläne sprechen, ist es in der Logik kein Betrügen mehr und kein Fremdgehen.

Freiheit, Ehrlichkeit und Transparenz

Ethische Polyamorie hält uns aber nicht nur zu Transparenz und Ehrlichkeit an à la *Ciao Baby, bin mal kurz Hendrik vögeln*, sondern dazu, wahrhaftig Verantwortung zu übernehmen, die entstehenden intensiven Gefühle, wie etwa Eifersucht, nicht zu negieren und kleinzureden oder auf die*den andere*n abzuladen, sondern stattdessen verständnisvoll und wertschätzend abzuwägen. Wer poly bumst, hat auch poly Aftercare-Responsibility! In der Realität bedeutet das superviele Gespräche, superviele Tränen, superviele Prozesse. And I ain't gonna lie: Eine polyamore Beziehung ist ein Halbtagsjob! Einstellungskriterium: gehöriges Mindestmaß an Selbstreflexion und Kommunikationsskills für alle Beteiligten.

Polyamorie ist nicht gleich Polyamorie, und jedes Gespann ungeachtet der Menschenmenge oder sexuellen Orientierung lebt sie anders. So kann eine Beziehung beispielsweise nur sexuell geöffnet sein, aber der konkreten Verabredung folgen, sich nicht zu verlieben. Manche Paare reden über ihre mit anderen erlebten sexuellen Eskapaden; andere Paare vermeiden das. Ihr könnt getrennte Bumswege gehen oder euch nur gemeinsam auf sexpositiven Veranstaltungen mit multiplen Partner*innen vergnügen. Oder ihr gehört zu den Extra-Mutigen und schließt die Liebe eben nicht aus. Auf dass sich eure Beziehung temporär oder dauerhaft um weitere Partner*innen erweitern möge. Auch hier kann unterschieden werden, ob nur ein Mensch aus der Beziehung mit der*dem Neuen sexuell und freizeitlich verkehrt oder es alle mit allen tun und wir so endlich die Utopie der *Freien Liebe* erreichen.

Das A und O bei ethischer Polyamorie ist Offenheit; die eigenen Träume und Grenzen wahrzunehmen und zu kommunizieren und gleichermaßen die der*s Geliebten nicht zu übergehen.

Polyamorie hat viel Wahres. Es stimmt, dass unser Begehren nicht nur auf eine Person beschränkt ist. Es stimmt, dass wir einander nicht gehören sollten. Es stimmt, dass Ehrlichkeit und Kommunikation das Wichtigste sind. Es stimmt auch, dass die gelebte Lust im Außen auch wieder mehr Leidenschaft ins Innen bringt und eine polyamore Beziehung daher eine super Starthilfe für ein eingeschlafenes Sexleben sein kann.

Die Kritik an Polyamorie kann aber gleichfalls zutreffen: Sie sei ein Freifahrtschein fürs Fremdvögeln. Auf diesem Wege würde man sich lediglich feige aus der Beziehung rausschleichen. Sie sei der Anfang vom Ende, und es gäbe immer eine*n, die*der es mehr wolle als der*die andere.

Fakt ist, man muss Bock drauf haben und bereit sein zu investieren. Aus meiner eigenen Erfahrung ist die Öffnung der Beziehung ein Wahnsinns-Erkenntnisschritt, der einfach mal alle Ängste und festgefahrenen Dynamiken schonungslos an die Oberfläche spült. Es kann die Liebe enorm vertiefen und das Sexleben wunderbar bereichern, aber es ist eben auch viel emotionale Arbeit und ein radikaler Spiegel. Wenn ihr das Kapitel jetzt zwar spannend, aber eben *schön und gut* fandet und einfach lieber unter euch bleiben möchtet: Do it! Meine bescheidene Einladung lautet, mal über eure Gelüste offen(er) zu sprechen. Es kann bereits sehr erregend sein, gemeinsam zu fantasieren und zu spinnen. Oder vielleicht euch gegenseitig mal beim Flirten mit jemand anders zu beobachten. Oder Rollenspiele auszuprobieren. Denn worum geht es nämlich außerdem bei der Polyamorie, neben Mehrung von Liebe und Lust? Wir suchen nach etwas Neuem und Aufregendem. Das Fremde hat immer einen besonderen Reiz und gibt uns Raum, aus unseren gewohnten Rollen sowie dem Alltag auszubrechen. Wir dürsten nach Abwechslung und nach Bestätigung. Letzten Endes geht es meiner Ansicht nach um eines: sich als eigenständiges Wesen zu erfahren.

Treue und Eifersucht

Auch in monogam deklarierten Beziehungen sind Treue und Eifersucht häufig große Themen. Besonders die Treue ist einer unserer bedeutsamsten Beziehungswerte. Aber was genau verstehen wir eigentlich darunter? Während das Wort an sich *Ergebenheit*, *Festigkeit* und *Loyalität* bedeutet, so haben wir es umgangssprachlich mit sexueller Exklusivität in romantischen Beziehungen gleichgesetzt. Wenn aber zum Beispiel ein Seitensprung erlaubt ist, war das dann Untreue? Oder wenn eine*r von euch ständig an jemand anderen schmachtend denkt und sich, ohne aktiv zu werden, nach ihm*ihr verzehrt; ist das Untreue? Wenn wir unsere Träume und Vorbehalte für uns behalten und Geheimnisse pflegen; ist das dann Untreue?

Was ich euch vermitteln möchte, ist, dass das Feld von Treue sehr schwammig ist und wir häufig mit diffusen, nicht ausgesprochenen Erwartungen in eine Beziehung gehen, ohne jemals darüber konkret gesprochen zu haben, wie unsere Vereinbarung eigentlich lautet. Und eine transparente Vereinbarung ermöglicht uns Sicherheit und etwas Weiteres sehr Wichtiges: Vertrauen.

Um Vertrauen oder den Vertrauensbruch geht es auch bei einem sehr unangenehmen Gefühl: der Eifersucht. Dieses Gefühl übermannt uns, wenn wir Angst haben, dass wir den*die andere*n verlieren könnten. Die Angst vor Ablehnung oder Nicht-genug-sein wird hart getriggert, und wir kommen konsequent mit unseren empfundenen Defiziten in Kontakt. Eifersucht kann sich wie eine existenzielle Bedrohung anfühlen und unsere Gedanken obsessiv um das eine Thema kreisen lassen. Häufig fühlen wir uns dann als Opfer der Taten der*s Geliebten und schleudern unsere Panik oder Furcht dann gerne in Form von Vorwürfen und Drohungen auf die*den andere*n. So kann Eifersucht ein sehr starkes Machtinstrument sein, indem wir die*den andere*n bestmöglich zu kontrollieren versuchen und beständig Misstrauen und schlechtes Gewissen streuen. Wenn sich beide auf diese intensive Dynamik einlassen, entsteht Abhängigkeit auf beiden Seiten.

Untreue und Eifersucht bieten eine hervorragende Chance

Schmerz und Drama sind hervorragende Bindemittel in unbewussten und toxischen Beziehungen. Andererseits kann Eifersucht ein unfassbar starkes Aphrodisiakum sein. Wenn Peniswesen sich von anderen bedroht fühlen, ejakulieren sie ein Vielfaches, um biologisch sicherzustellen, dass ihr Samen sich behaupten und durchsetzen wird. Dieser Logik folgen dann häufig auch die plötzlich höchst kreativen Überzeugungsgesten von eifersüchtigen Beziehungspartner*innen, woraus ganz neue Leidenschaft entstehen kann.

Untreue und Eifersucht sind sehr in Verruf. Aus meiner Erfahrung ist es allerdings seltener der Treuebruch an sich, der zum Beziehungsende führt, sondern die Angst, die daraus resultiert. Genauso kann Eifersucht ein sehr destruktives Wirkmittel sein. Uns graut vor dem Unbekannten, und wir versuchen dringend, wieder die Kontrolle zu bekommen. Aber Untreue und Eifersucht bieten uns auch eine hervorragende Chance für unsere Beziehung! Beide, ob nun gerechtfertigt oder nicht, sind wie Brechstangen, die schonungslos ohne Wenn und Aber Tabus ans Licht des Tages bringen, seien das nun tief verbuddelte Themen bei uns selbst oder schwelende Wunden in der Partnerschaft. Eifersucht richtet ein Spotlight direkt auf diese Stellen und lädt uns ein, mal hinzugucken. Wenn wir dazu bereit sind und einander in diesem Prozess unterstützen und halten, ist es eine Spitzengelegenheit, die ohnehin schon anstehenden Veränderungen zuzulassen. Das muss mitnichten Trennung heißen, sondern einfach Bewegung hin zu Stimmigkeit und Wahrhaftigkeit. Wie auch immer das aussehen mag. Daher können uns diese miesen Verräter Untreue und Eifersucht tolle Beziehungsratgeber sein. Ein kleiner Perspektivwechsel.

Rollenspiele

Das Wort *Rollenspiele* löst bei vielen Bilder von Polizisten und Inhaftierten oder Pflegepersonal und Patienten oder dergleichen aus. Ich möchte auch diese Klischees gerne sprengen, denn ich meine damit so viel mehr. So lasst uns erst einmal einen Blick auf das *intraindividuelle* Rollenspiel werfen. In unserer Menschenbrust schlagen nämlich nicht nur *ach zwei Herzen*, sondern unendlich viele. Wir neigen dazu, uns in einer Handvoll festgeschriebenen Rollen zu begreifen und zu verhalten. Innerhalb dieser Rollen haben wir uns dann bestimmte Charakteristika zusammengebastelt, die möglichst stimmig und kongruent sein sollen und die wir dann unser *Ich* nennen. Ach, und vorzeigbar soll's natürlich auch noch sein. Wir bestehen aber aus so viel mehr Anteilen, und ich möchte euch gerne den Zahn ziehen, ein gewisser Mensch in diesen und jenen festgelegten Rollen zu sein oder am besten gar frei von Widersprüchen, nach dem Motto: *Das kann ich nicht machen; das passt nicht zu mir.* Oder wenn wir eben nur die instagrammablen Eigenschaften nach vorne kehren und keinen Blick auf die unliebsamen, aber nicht minder liebenswürdigen vergeuden.

Dem tantrischen Prinzip folgend bewerten und beschränken wir unsere Charaktereigenschaften nicht, sondern erforschen diese und akzeptieren uns genau so, wie wir sind, in all unserer Mannigfaltigkeit. Den gleichen Dienst erweisen wir im Übrigen auch den Liebsten. Denn ansonsten beschneiden wir uns selbst und einander, nehmen uns jede Chance auf volles Erblühen und sorgen mit Sicherheit dafür, dass Verstecktes auf krummen Wegen seine Sichtbarkeit einfordern wird.

Wie vorher schon konstatiert, ist eine der Motivationen für das Öffnen der Beziehung, sich selbst wieder als eigenständigen Menschen zu spüren. Dies können wir genauso, wenn wir uns der ureigenen Rollenvielfalt hingeben und uns auf diese Weise nicht nur selbst immer wieder überraschen und mit unserer vollen Größe aufwarten, sondern die eigene innere Vielfalt und Widersprüchlichkeit unterstützt uns auch, uns überhaupt besser wahrzunehmen. Außerdem werden wir so zu einem unvorhersehbaren Mysterium für die*den Liebste*n und extra appetitlich, weil wir voll und ganz zu uns selbst stehen. Und nichts ist sexier als Unabhängigkeit mit einer kleinen Prise der Fremdheit und Unberechenbarkeit.

Festgefahrene Rollen finden wir natürlich nicht nur intraindividuell in uns vor, sondern auch in unseren Beziehungen. Das zeigt sich bereits im Alltag, wenn sich gewisse Aufgabenverteilungen betonieren. Das fängt beim Müll an, geht weiter über den restlichen Haushalt und das Brotverdienen bis hin zur Freizeitgestaltung. Aber auch unsere Funktionsrollen in emotionalen oder sexuellen Gefilden fahren sich üblicherweise fest. Es lohnt sich zu hundert Prozent, auch diese Rollenzuteilung aufzuweichen. Dafür könnt ihr erst mal schauen, welche ihr einander zugeschrieben und aufeinander abgestimmt habt. Wer übernimmt beispielsweise gewohnheitsmäßig das Ruder, wer lenkt meistens ein, wer ist für das Entertainment zuständig, oder wer sorgt mehr für das leibliche Wohl? Genauso im Bett: Wer initiiert für gewöhnlich den Sex, wer übernimmt währenddessen die Führung, welchem Ablauf folgt ihr dabei in der Regel?

Nachdem ihr Bewusstheit in das Bestehende gebracht habt, könnt ihr es absichtsvoll ändern; vielleicht einmal ins Gegenteil verkehren und eins zu eins die Rollen versuchsweise tauschen. Das schafft nicht nur Verständnis und Empathie, sondern auch prickelnde Erotik, weil wir mit Neuem konfrontiert sind. Abgesehen von den dynamischen Funktionsrollen könnt ihr selbstverständlich auch gerne mit verschiedenen Charakteren im Bett spielen. Wer wolltet ihr schon immer mal sein oder wen wolltet ihr schon immer mal bumsen? Wenn ihr euch voll und ganz auf eine neue Rolle einlasst, werden sich ungeahnte Seiten an euch zeigen. Seid mutig und experimentierfreudig!

Indem wir flexibel und aufgeschlossen sind, bleiben wir schwingungsfähig und sind in der Lage, aus vollem Herzen und Schoß den Moment zu verkörpern. So schaffen wir es, den Drang nach Abenteuer und Neuland auf vertrautem Boden auszuleben. Das scheinbar Unmögliche gelingt: Wir befriedigen in der Beziehung unsere vermeintlich widersprüchlichen Bedürfnisse nach Freiheit *und* Sicherheit. Juchhe!

SEX-FLOW: HELLO, STRANGER

Im kommenden Flow wollen wir mit dem Unbekannten spielen und das Fremde in eure Liebesbeziehung einladen. Vielleicht überlegt ihr euch vorher eine Art Alter Ego, das ihr gerne für euer sexuelles Zusammenkommen ausspielen und verkörpern möchtet.

Bei allen Stellungen seid ihr voneinander abgewandt, wodurch ich euch ermöglichen möchte, euch voll und ganz auf eure eigenen Gefühle und Empfindungen zu konzentrieren und weniger auf den*die andere*n zu schauen und unter Umständen nur auf ihn*sie zu reagieren. Klar könnt ihr euch so auch besser der Fantasie hingeben, vielleicht mit jemand völlig Fremdem zu schlafen.

1 BODYSCAN

Stellt euch beide in den Raum, lasst die Arme entspannt an der Seite hängen, schließt die Augen, nehmt ein paar tiefe Atemzüge und landet vollständig im Hier und Jetzt. Dann beginnt gedanklich eure Körper zu scannen, indem ihr jeden Teil stumm bemerkt und benennt. Startet dafür bei euren Füßen und arbeitet euch schrittweise nach oben, bis hin zum Kopf. Atmet dabei gleichmäßig und ruhig.

② WHO'S THAT GAL?

Verkleidet oder schmückt euch in einer für euch untypischen Art und Weise und schenkt eurer*m Geliebten aus dieser Rolle heraus ein sexy Tänzchen. Auch hier: Lachen und Unsicherheiten sind erlaubt, ihr Lieben. Mittels geliehener oder neuer Kleidung, außergewöhnlicher Schminke, erlesenem Schmuck oder auch einem anderen Duft kannst du federleicht jemand völlig Neues verkörpern.

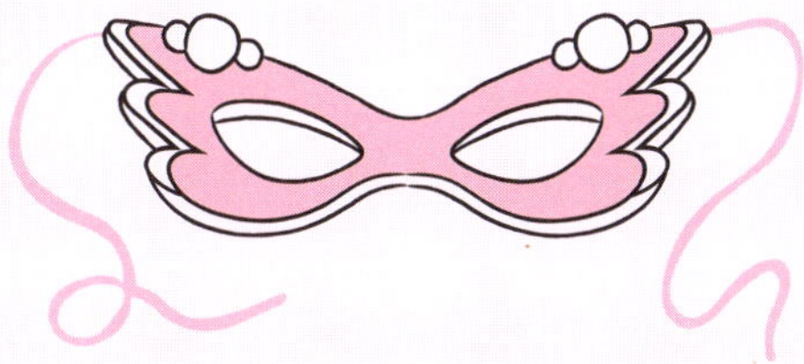

③ FICKI-FICKI

Stellt euch nun zirka einen Meter entfernt voneinander auf, mit den Füßen hüftbreit geöffnet. Die Arme hängen entspannt an der Seite, und ihr schaut euch in die Augen. Geht leicht in die Knie und beginnt dann, mit euren Hüften ficktypische, rhythmische Vor- und Rückwärtsbewegungen zu machen. Dabei berühren sich eure Körper in keinem Moment, ihr haltet den Blick der*s anderen und lasst euren Atem durch den geöffneten Mund und auch gerne geräuschvoll fließen. Folgt dieser Übung ungefähr zehn Minuten. Musik hilft! Vermeidet, in Ausweichbewegungen zu verfallen; für viele Menschen ist es unangenehm, derartige Fickbewegungen zu machen, weil es sich nicht gehört oder nicht zu einem passt – bleibt stoisch dabei, und ihr werdet merken, dass es bereits nach kurzer Zeit heiß in der Beckengegend und zwischen euch zwei Süßen wird.

4 KNUTSCHKUGEL

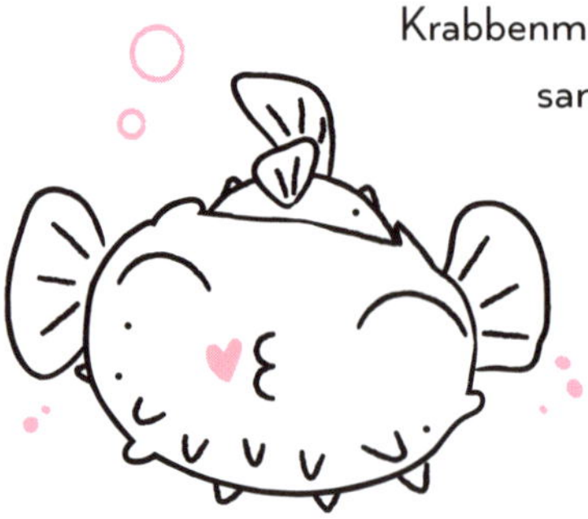

Kommt einander noch näher, woraufhin eine*r von euch mit einer Hand in Krabbenmanier in die Wangen des*r Liebsten greift und diese so zusammendrückt, dass ein comicartiger Fischmund entsteht. So hat dein*e Partner*in nicht mehr so viel Spielmöglichkeit mit dem eigenen Mund und ist dir ein wenig ausgeliefert, woraufhin du ihn*sie jetzt genüsslich absaugen und abküssen kannst.

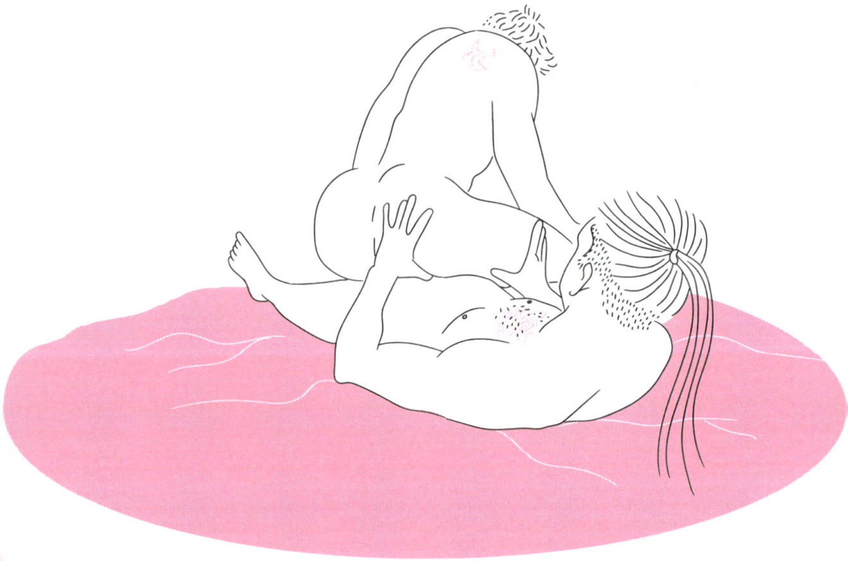

5 BESESSEN

Nachdem ihr mit dem vorherigen Tänzchen eure Schöße bereits gut aktiviert habt, setzt sich hierfür eine*r von euch auf den Menschen mit genitaler Verlängerung drauf, der oder die auf dem Rücken liegt, und reitet ihn*sie um neunzig Grad versetzt. Gerne könnt ihr euch dabei gegenseitig mit euren Händen erkunden und bekrabbeln. Entscheidet intuitiv, ob ihr eure Augen geöffnet oder geschlossen haben möchtet.

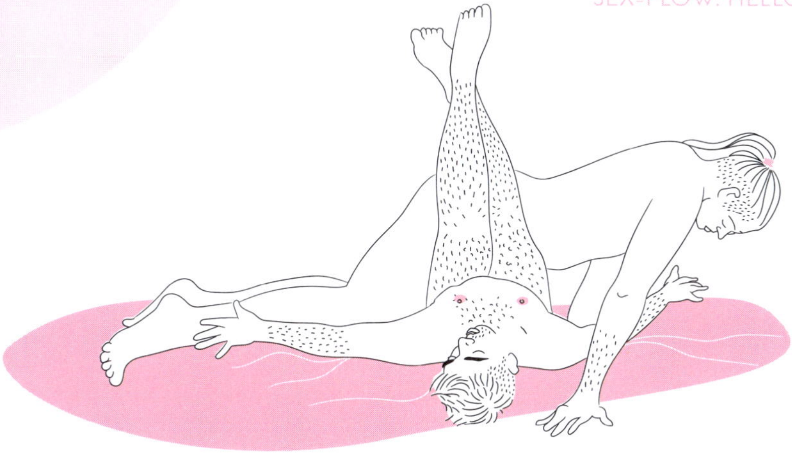

⑥ SCHNICK-SCHNACK

Der Mensch mit (provisorischem) Penis kommt nun in die übrige Position und legt sich im rechten Winkel auf seine*n*ihre*n Partner*in und dringt vaginal oder anal ein. Der unten liegende Mensch hat dabei die ausgestreckten Beine gekreuzt und nah an den Oberkörper gezogen. Dadurch entstehen eine besondere Enge und sehr intensive Gefühle.

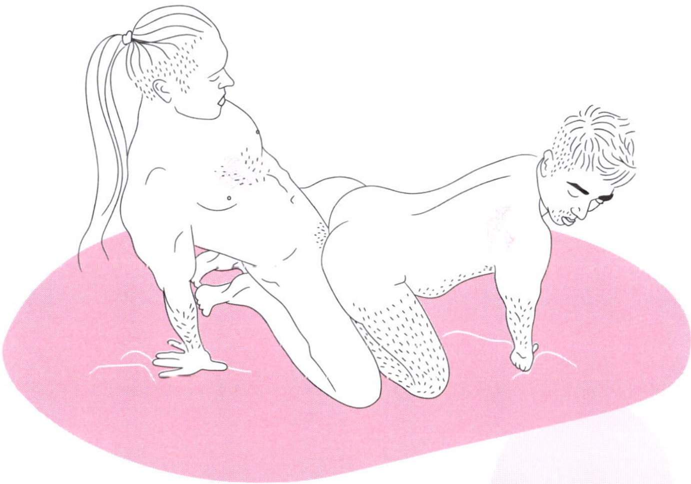

⑦ ZUGPFERD

Während sich Mensch mit Penis oder Penisersatz auf die Fersen hockt und nach hinten lehnt setzt sich der andere Mensch auf allen Vieren mit seinem*ihrem Schoß auf ihn*sie rücklings drauf. Dabei bestimmt alleinig die vorgespannte Person den Rhythmus und die Tiefe der Penetration, während der*die Hockende einfach genießen darf.

(8) PIPI-DOGGY

In dieser Stellung variieren wir das klassische Hündchen, indem der Mensch auf allen vieren sein*ihr Bein nach hinten über die Hüfte des*r anderen ausstreckt, der*die hinter ihm kniet. Dadurch verändert sich die Reibungsqualität sehr stark, und außerdem ist dies eine Position, in der es besonders tief geht. Bleibt also im Austausch miteinander und schaut, dass der*die Empfangende wirklich geil und lustvoll ist und nichts wehtut.

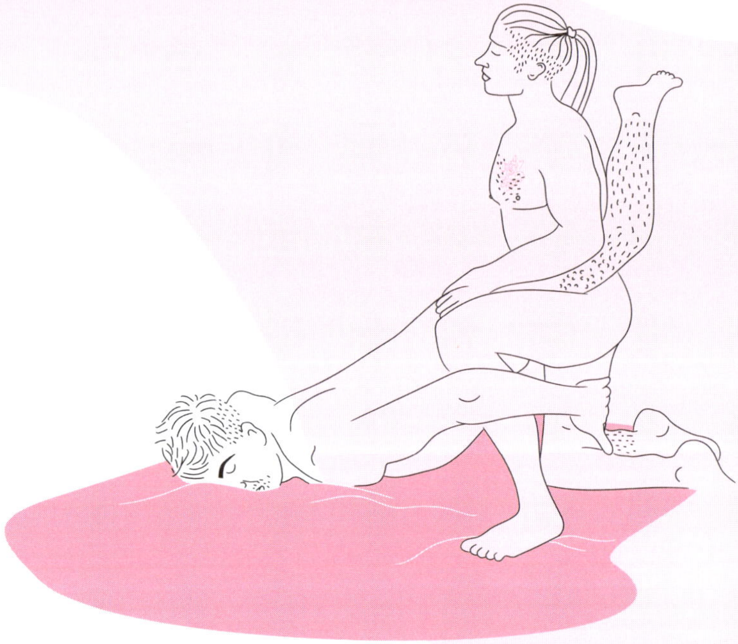

9 ESSENZIERT

Für das Finale dieses Flows mit Fremdheitsnote nutzt ihr bitte entweder einen Stuhl oder das Bett, wobei sich wie in der klassischen Missionarsstellung der oben liegende Mensch auf das Möbelstück stützt, während der*die Empfangende darunterliegt. So könnt ihr euch nicht nur nicht sehen, sondern berührt euch auch lediglich mit euren Genitalien. Fokussiert euch ganz auf euch selbst und die schößlichen Sensationen. Vielleicht schafft ihr es ja trotzdem, gleichzeitig zu kommen.

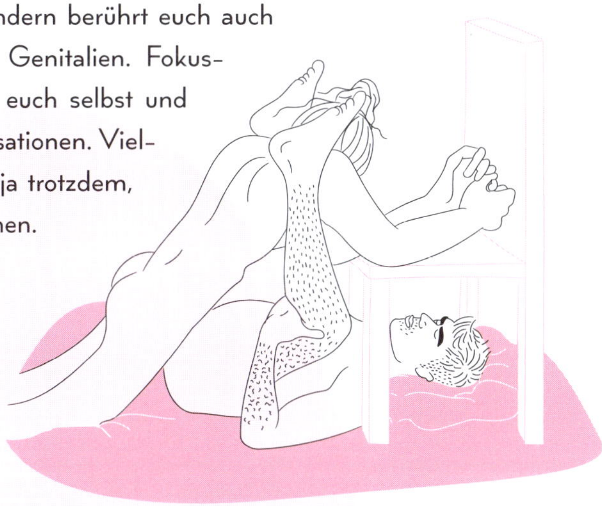

10 INTIME UMARMUNG

Nachdem ihr euch beim Sex voneinander abgewandt habt, kehrt ihr für die Aftercare wieder in Innigkeit zurück zueinander. Stellt euch dafür einander gegenüber und geht in eine Umarmung, sodass beide Bäuche aneinanderliegen. Diese Übung geht auf David Schnarch zurück und hat die Besonderheit, dass ihr euch ausdrücklich nicht aufeinander stützen sollt, sondern auch noch stehen könntet, wenn der*die Andere sich entfernen würde. So steht ihr auf eigenen Beinen und seid dennoch miteinander verbunden. Eine somatische Verwirklichung gelungen gelebter Beziehung.

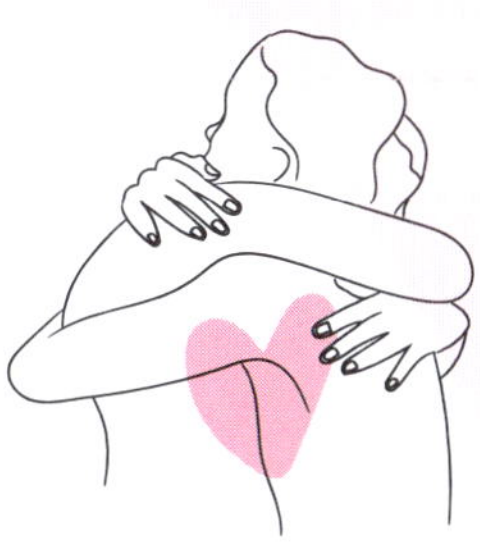

6. BUCH

LET'S PLAY KINKY

Zusammenfassung des Originals: Prostitution

Das sechste Buch des Kamasutra nach Vatsyayana sticht ziemlich heraus. Während alle anderen Bücher sehr aus Männerperspektive und in deren sexuellem Interesse geschrieben sind, bildet dieser Teil eine Art Ratgeber für Sexarbeiterinnen, wie sie sich zu verhalten haben und wie sie das meiste Geld aus ihren Klienten quetschen können.

Die Sexarbeiterin prüfe sorgfältig, wen sie als Kunden wählt, und wäge Risiken gegen Gewinne ab. Dafür solle sie reiche Liebhaber den gutherzigen vorziehen und diese durch List, Lüge und auch Diebstahl schröpfen. Während ihres Dienstes spiele sie dem Manne die größte Liebe vor und vermittle ihm, dass sie ohne ihn nicht leben könne. Auch soll sie seine Klugheit preisen und sexuelle Raffinessen bewundern. Hat die Prostituierte den Männern das sprichwörtlich letzte Hemd ausgezogen, müsse sie sich ihrer entledigen. Nein, nicht einfach indem sie ihnen *Tschüss* sagt, sondern indem sie die Ex-Klienten in spe öffentlich verhöhnt und schlechtmacht. Sie soll sich sogar Nadeln in die Ärmel stecken, damit ihm die Lust vergeht, sie zu umarmen, und ihn so vergraulen. Oder der Klassiker: Wenn er Sex haben möchte, soll sie so tun, als habe sie Kopfschmerzen. Wenn sie hingegen merkt, dass er müde und ermattet ist, mache sie ihm sexuelle Avancen und lache ihn laut aus, wenn er dann nicht könne. Ihr übergeordnetes Ziel ist die Mehrung ihrer materiellen Güter. Denn, so lehrt uns das *Kamasutra*, Frauen sind zwar auf Leidenschaft bedacht, aber das Geld lieben sie gleichermaßen heiß und innig.

Selbstverständlich gibt es eine Hierarchie der Sexarbeiterinnen, wobei die Hetäre ganz oben auf der Leiter steht. Nur diese habe der Mann nicht vollends als reine Ware zu behandeln, sondern sie für ihre Künste zu schätzen und zu respektieren. Schlussendlich müssen die Prostituierten natürlich darauf achten, ihre Schönheitsmakel tunlichst zu verbergen, und sollen auf nützliche Kontakte setzen, wobei im Übrigen ihre Mütter sie vermitteln und unterstützen.

Mein Ansatz für dieses *Kamasutra* als praktisches Lehrbuch für Paare ist es, die Energie der Prostitution in die Partnerschaft zu holen und mit euch gemeinsam zu forschen, inwieweit sie uns etwas lehren und uns bereichern kann. So möchte ich euch das Prinzip *Kink* vorstellen und näherbringen.

Viele betrachten dieses Phänomen, wenn auch nicht wenig gebannt, eher mit Vorsicht, da sie Perversion und Fetisch dahinter vermuten und wir gelernt haben, nicht zu probieren, was der Bauer nicht kennt. Andere wiederum sehen im Kink einfach das Andersartige: Das Spiel und die Freiheit, sich aller Stigmata und Begrenzungen zu entledigen und sexuell zu experimentieren. Ich habe also beschlossen, für dieses *Kamasutra* die Energie der Sexarbeit mit der des Kink in Verbindung zu setzen. Einerseits, weil im bezahlten Sex mit Fremden keine oder weniger negative Konsequenzen und Bewertungen gefürchtet und so Wünsche leichter ausgesprochen werden, und andererseits, weil ein interessantes Machtverhältnis entsteht. Und mit diesen Aspekten der Sexualität – Tabulosigkeit und Macht – wollen wir in diesem sechsten Buch spielen. Aber dafür zunächst etwas Ultra-Grundlegendes.

Die Energie der Prostitution in die Partnerschaft holen

Konsens, bitte

Während das originale *Kamasutra* vor allem durch seinen Aufruf zu sexuellem Übergriff durch Betäubung und Gewalt schockiert, ist es mir ein Herzensanliegen, dies zu korrigieren und mit euch über das schöne Thema Konsens zu sprechen. Wobei auch im *Kamasutra* nach Vatsyayana ein kleiner halb ernst gemeinter Ansatz zu finden ist: Sollte der Mann einer Frau nämlich etwas antun, das sie nicht möchte, so dürfe sie es ihm doppelt vergelten. Frei nach dem Motto: Wer nicht hören will, muss fühlen. Wir wollen das Thema Konsens aber durchaus ganz ernst nehmen.

Viele Menschen haben noch immer ein eher ambivalentes Verhältnis zu Konsens, besonders weil er dieser Tage sehr en vogue ist und eingefordert wird; Aufklärungsarbeiter*innen sei Dank. *Muss ich jetzt für alles um Erlaubnis fragen? Man darf aber auch gar nichts mehr … Frauen stehen doch drauf und wünschen sich insgeheim, einfach gepackt und genommen zu werden. Bla, bla, bla.*

Gerade, wenn wir etwas Neues ausprobieren, sollten wir *Hard Boundaries* setzen.

Konsensgespräche seien nicht sexy und so weiter, meinen viele und drücken sich vor der Verantwortung. Und ja, Sexualität ist nicht immer moralisch, was wir in den nächsten Kapiteln noch mal genauer erörtern werden, aber das schließt das Prinzip Konsens auch gar nicht aus, sondern es gibt uns einen sicheren Rahmen, in dem wir uns austoben können. Indem ich das klare und ehrliche *Nein* meines Partners, meiner Partnerin kenne, kann ich mich viel freier innerhalb dieser gesetzten Grenzen bewegen, weil ich keine Angst haben muss, die*den andere*n unbeabsichtigt zu verletzen.

Eine gute Möglichkeit ist es, vor der gemeinsamen sexy Time und gerade wenn wir Neues ausprobieren möchten, sogenannte *Hard Boundaries* zu setzen. Das bedeutet, dass ich mir klar darüber werde, was ich unter keinen Umständen möchte, und das meinem Gegenüber mitteile. Aber klar, manchmal werden wir im Eifer des Gefechts vielleicht mit etwas konfrontiert, das wir nicht auf dem Schirm hatten. Und so ist es auch Teil des konsensuellen Sex, im Austausch zu bleiben. Hier kann zum Beispiel mit Farben gearbeitet werden. Grün und Rot erklären sich ziemlich von allein. Ersteres gibt Feedback, dass das, was ist, gut ist und weitergemacht werden kann, während das Zweite zum sofortigen Stopp auffordert. Mit Orange können wir uns gegenseitig anzeigen, dass es noch okay ist, aber vielleicht etwas verändert werden muss. Lila signalisiert, dass unser*e Spielpartner*in völlig freie Hand hat und tun und lassen kann was er*sie möchte. Außerdem wollen wir ja alle gute Ficker*ienen sein, und so werden im konsensuellen Rahmen nicht nur Grenzen gesetzt, sondern auch Wünsche geäußert und Turn-ons geteilt, die wir aufnehmen und damit den*die Geliebte*n zur Ekstase treiben können. Das Erbetene großzügig zu schenken ist die höchste Form des Gebens.

Das Erbetene großzügig zu schenken ist die höchste Form des Gebens

Indem wir Konsens praktizieren, schulen wir also auch unsere Fähigkeit, unsere Gelüste und Bedürfnisse klarer zu erkennen und zu kommunizieren. Dazu gehört neben der allzeitigen Präsenz vor, bei und nach dem Akt eine ordentliche Portion Eigenverantwortung. Denn du bist verantwortlich, deine Wünsche und Grenzen anzuzeigen und in Abstimmung mit deinem Gegenüber durchzusetzen. Und wenn wir einander respektieren und wissen, dass jede*r sich um sich selbst kümmert, was das angeht, können wir uns viel entspannter begegnen und uns um ein Vielfaches mehr der eigenen Lust hingeben.

Gerade Menschen in Beziehungen sei das Thema Konsens ausdrücklich empfohlen, weil wir häufig dem Irrglauben auf den Leim gehen, dass wir die*den andere*n ja ach so gut kennen und schon merken werden, wenn was nicht stimmt. Bullshit. Lernt, miteinander über euer sexuelles Tun und Sein zu reden. Es geht nicht darum, jedes Detail zu zerreden. Aber ein klares *Nein* fördert ein klares *Ja*, und das ist sexy, sexy, sexy.

Hingabe und Machtspiele

Ich weiß; wir alle streben nach einer Beziehung auf Augenhöhe. Und das ist auch gut so. Aber habt ihr schon mal gehört, dass Sex und Macht unauflöslich miteinander verwoben sind? Diese Vorstellung stößt bei euch vielleicht auf Widerstand, weil wir gemeinhin Gewalt und Übergriff ablehnen und entsprechend unseren Sex gerne moralisieren und in besonderem Hinblick auf Egalität, Frieden, Respekt und Liebe gestalten. Das ist auch recht und lobenswert; nur irren wir, wenn wir glauben, dass dieses Wertesystem dem Lustprinzip entgegenstünde oder es gar ersetzen könnte. Sex unterm Stern der Lust unterliegt nämlich eher archaischen Motiven wie Besitzen, Dominieren und – Achtung, ich sage es: Ficken. Erst durch das Lustprinzip gewinnen unsere internalisierten Werte an Energie, Lebendigkeit und Ausdruck, denn wir können diese eher triebhaften Gelüste nicht einfach wegmachen, und wenn sie unterdrückt werden, finden sie ungesteuert ihren Weg in unser Leben. Das Ziel ist es, das Lust- und Werteprinzip harmonisch und geil miteinander zu verweben.

Das Lust- und Werteprinzip harmonisch und geil miteinander verweben

So kann es ein sehr belustendes Erlebnis sein, mit dem Prinzip Macht zu spielen. Dabei übernimmt eine*r von euch die dominante Rolle und gibt den Ton an, was im Übrigen absolut gelernt werden will, denn Macht zu haben bedeutet auch Verantwortung zu tragen und braucht gute Führungsskills. Das vorausgeschickt könntet ihr euch beispielsweise Befehle geben oder auch innerhalb eines konsensuellen Rahmens gegenseitig erniedrigen. Wenn ihr euch sicher fühlt und darüber gesprochen habt, könnt ihr zudem mit Klapsen und Kratzen etc. experimentieren. BDSM-Praktiken sind weitflächig in Verruf und werden als pathologisch und pervers betrachtet; allerdings sind sie, im sicheren Raum ausgeführt, eben genau jene Spielwiese, auf der mit Grenzen und Machtverhältnissen lustvoll geforscht werden kann. Es geht dabei weniger um Schmerz als vielmehr um Zulassen, Abgeben und Vertrauen. Obendrein holen uns solch intensive physische Reize unmittelbar ins Hier und Jetzt und helfen uns präsent zu sein.

Selbst das originale *Kamasutra* nach Vatsyayana war in all seinen Beschreibungen vom Kratzen, Beißen, Schlagen, Lecken und Spielen im Grunde ausgesprochen kinky und propagiert amüsanterweise sogar, dass jener ein Tor ist, der beim Liebesspiel keine Spuren hinterlässt, die die Gespielin auch noch nach dem Akt an ihn denken und sich verzehren lassen. Selbst Geschenke sollten mit Biss- oder Kratzspuren geprägt werden, um diese mit der gewissen Portion Sexyness zu versehen. Diesem Geiste des Kink von vor zweitausend Jahren wollen wir nun folgen und ihn zu uns ins Heute überführen.

Im Spiel mit der Macht können wir unentschuldigt in unsere ganze Kraft treten und diese ausleben.

Im Spiel mit der Macht können wir nicht nur den intrinsischen, aber hoffentlich kontrollierten Wunsch, einander zu besitzen, voll und ganz ausleben, wir haben außerdem die Chance, unentschuldigt in unsere ganze Kraft zu treten und diese auszuleben. Das kann ein auch fürs allgemeine Lebensgefühl sehr ermächtigendes und berauschendes Gefühl sein und nachhaltige Bereicherung bringen. Das Gleiche gilt für den Menschen, der sich devot hingibt. Denn genau das ist es, worum es dabei geht: pure Hingabe. Gerade für die ganzen Kontrollettis unter uns kann es eine unfassbar erleichternde und lehrreiche Erfahrung sein, innerhalb eines sicheren Rahmens einfach mal loszulassen und sich führen zu lassen. Der Wunsch nach Kontrollabgabe in uns ist mindestens so groß wie der Drang, die Kontrolle immer und unter allen Umständen zu behalten. So kann aus der Dynamik von Macht und Hingabe eine grenzenlos intime Verbindung entstehen, da wir einerseits die Verantwortung für das Gegenüber übernehmen und andererseits uneingeschränktes Vertrauen der*m anderen schenken. Besondere Betonung liegt auch hier wieder auf der Flexibilität, dergestalt, dass die verteilten Rollen immer wieder getauscht werden, sodass sich das Machtverhältnis nicht verhärtet und ihr beide die Möglichkeit habt, die Schönheit der jeweiligen Rolle am eigenen Leibe zu erfahren.

So kann eine grenzenlos intime Verbindung entstehen.

Tastet euch behutsam an derartige Spiele heran. Achtet auf euch und eure*n Liebste*n. Und Lachen ist erlaubt! Gerade zu Beginn braucht es häufig etwas Übung und auch Mut, in die jeweilige Rolle voll einzutauchen und diese zu verkörpern. Traut euch und erlaubt es euch. Wer nicht wagt, der*die nicht gewinnt.

Der Reiz der Objektifizierung

Unser hehres sexuelles Ziel in einer Beziehung ist doch eigentlich, immer und ausschließlich Liebe miteinander zu machen, nicht wahr? Schließlich lieben und respektieren wir einander, versuchen auf Augenhöhe miteinander zu leben und den Prinzipien von Achtung und Anerkennung zu folgen.

Nichts läge, den meisten zumindest, ferner, als einander – Obacht: here we go again – zu ficken. Auch ich habe das bewusste Wort und all das, was dahintersteht, einige Jahre mit gerümpfter Nase kommentiert und war der felsenfesten Überzeugung, mich um des Selbstwerts willen nicht mehr *ficken* zu lassen. Schließlich war ich Tantrika, und der Anspruch an meine Sexualität war hoch und transzendent und ach so heilig. Dann las ich ein Buch von Anaïs Nin, das ihre erotische Prosa vom Anfang des zwanzigsten Jahrhunderts versammelte, das mich eines Besseren belehrte. Ihre Geschichten entbehrten jeglichen moralischen Anspruchs und turnten mich trotzdem sehr an. Ich begriff am eigenen Körper, dass ich mir selbst etwas verboten hatte, das zu Sexualität dazugehört: das Lustprinzip zu erlauben und einander zu ficken.

Das Lustprinzip erlauben und einander ficken

Was *Ficken* so allgemein verpönt macht, ist, glaube ich, die gewitterte Objektifizierung von einem selbst oder des*r Partners*in. Und das eben widerspricht vermeintlich unserem Wunsch nach Egalität und den*die andere*n als ganzes menschliches Wesen wahrzunehmen. Aber im Ficken können wir nicht nur unsere Kontroll- und Hingabewünsche erfüllen, sondern es liegt noch ein weiterer Zauber in der Obszönität: Wenn wir einander innerhalb eines abgesteckten Rahmens objektifizieren, benutzen wir einander.

Das stößt vielleicht auch vielen zuerst unangenehm auf, aber wenn wir einander konsensuell benutzen, ermächtigen wir uns, uns gänzlich auf unsere eigene Lust zu konzentrieren. Häufig beziehen wir unsere Geilheit aus der sexuellen Befriedigung des Gegenübers. Das wäre dann die sogenannte *übertragene Lust*. Wenn wir uns aber trauen, einander zu objektifizieren, sind wir damit konfrontiert, *originäre Lust* zu generieren – ausschließlich aus dem eigenen Gusto heraus! Das setzt natürlich wieder voraus, dass wir sowohl uns selbst als auch den*die Spielpartner*in gut einschätzen können und im selbstverantwortlichen Austausch miteinander stehen und auch bleiben. Das ist im Übrigen auch der Grund, warum wir uns von offensichtlich sexuell selbstbewussten Menschen erotisch angezogen fühlen; weil wir unterbewusst wittern, uns beim Sex mit ihnen voll auf unsere eigene Lust einlassen zu können, ohne sich um den*die andere*n kümmern zu müssen.

Lust aus dem eigenen Gusto heraus

Neben dem Lustgewinn auf dem Primärweg durchs Benutzen des anderen für unsere Freuden bietet uns die Objektifizierung noch etwas Weiteres: Sie verfremdet uns ein Stück. Auch das stößt bei euch vielleicht erst mal auf Widerstand, aber wie bereits beschrieben lebt die Erotik auch vom Unbekannten. Vom Unberechenbaren. Wir wagen uns auf vielleicht unerforschtes Terrain und erleben dadurch mehr Adrenalin und Präsenz. Und vielleicht entdecken wir wiederum ganz neue Seiten an uns selbst und unserem*r Geliebten. Außerdem befreien wir uns durchs Ficken von der Bürde, einander immer als vollständigen Menschen vögeln zu müssen, sondern können uns versuchsweise mal ganz auf einen bestimmten Charakterzug oder einen bestimmten Körperteil sexuell konzentrieren.

Hier sprechen wir von *Fetischisierung*, die uns ebenso wie bei der Reizdeprivation nicht geahnte Intensitäten und Nuancen von Lust zeigen kann. Vielleicht überlegt ihr euch mal, welchen Körperteil ihr am anderen besonders heiß findet, und widmet all eure Aufmerksamkeit während des erotischen Spiels diesem einen Ausschnitt eures Gegenübers. Indem ihr diesen Körperteil beispielsweise ausgiebig begutachtet, bekrabbelt oder auch abschleckt. Benutzt euch gegenseitig für eure eigene Lust.

Benutzt euch gegenseitig für eure eigene Lust!

Gerade in liebevoller Beziehung haben wir die tolle Chance, die beiden Prinzipien von Fremdheit und Vertrautheit lustbringend zu vereinen. Denn genau das Wechselspiel aus diesen zwei Modi macht das Zazazoo aus. Während Ersteres ohne Zweiteres Grenzüberschreitung und Verletzung riskiert, drohen bei Zweiterem ohne Ersteres Langeweile und Stagnation. Ich möchte euch also ermutigen und ermuntern zu erleben, dass ihr beides haben könnt und Ficken und Liebe-Machen wunderbar Hand in Hand oder Schoß in Schoß gehen können.

In liebevoller **Beziehung**
haben wir die tolle
Chance,
die beiden **Prinzipien**
von **Fremdheit** und
Vertrautheit lustbringend
zu vereinen.

SEX-FLOW: GIBT GLEICH KLATSCHE!

Ouuu, jetzt wird's aufregend, ihr Süßen, denn wir trauen uns in die Höhle der Frivolität, juchhe. Dieser Flow wird kinky, und wir wollen ein bisschen mit Macht, Fetisch, Spuren und vielleicht gar Schmerzen spielen. Bleibt bitte besonders im Kontakt mit euch selbst und eurer*m Partner*in, um jedweder ungewollten Verletzung tunlichst vorzubeugen. Noch ein Tipp meinerseits: Wenn ihr willkommenen Schmerz verspürt, so gebt ihm lautbaren Ausdruck. Schluckt nichts einfach runter, sondern lasst es fließen.

1 SHAKE IT

Macht euch 'ne anregende Mukke an und stellt euch frei in den Raum. Lasst die Arme zu Beginn locker an der Seite hängen und die Augen entweder offen oder geschlossen. Und dann schüttelt euch mal ordentlich aus und durch. Dabei fließt der Atem entspannt, und ihr könnt auch gerne befreiende Geräusche von euch geben. Shakert alle eure Körperteile und schaut auch, dass eure Kiefer entspannt bleiben.

(2) STATUSTANZ

Beginnt, miteinander frei zu tanzen. Der Clou dabei: Experimentiert mit verschiedenen Status, in dem ihr euch beispielsweise im wahrsten Sinne über den*die andere*n stellt oder euch zu Boden werft oder hinkniet oder oder oder. Achtet auf die Dynamik: Wie fühlt es sich an, wenn ihr beide im gleichen Status seid; wie fühlen sich die verkörperten Machtunterschiede an? Dabei verzichtet ihr auf jegliche verbale Unterhaltung oder körperliche Berührung.

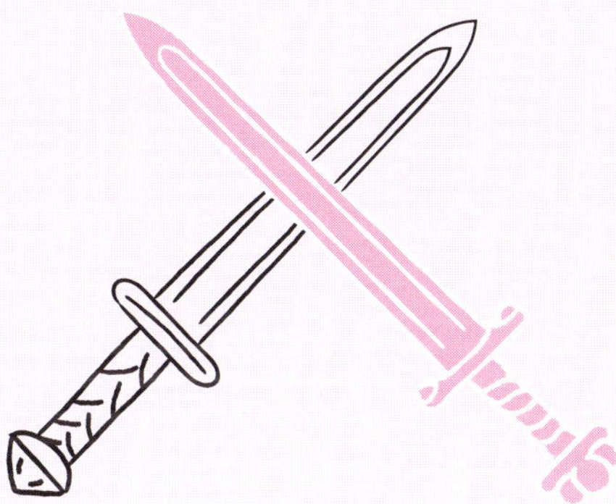

(3) REVIER MARKIEREN

Jetzt dürft ihr nach eingeholtem Einverständnis aneinander rumknabbern und schnabulieren. Ich lade euch ein, einander mit Zeugnissen eurer Liebe zu versehen. Das können sexy Kratzspuren sein oder ein besonders kunstvoll reingebissenes Mandala oder auch die allzeit beliebten Knutschflecken. Seid kreativ, konsensuell und keck.

④ GLORIA

Für diese Übung bitte ich euch, einen Körperteil am*an der anderen auszuerwählen, den ihr ohnehin wahnsinnig schön und geil findet. Wer die Challenge liebt, sucht sich einen aus, dem er*sie bislang noch nicht so viel Aufmerksamkeit geschenkt hat. Und dann huldigt ihr abwechselnd diesem gesonderten Körperteil, indem ihr ihn eingehend betrachtet oder abküsst beispielsweise. Oder ihr rezitiert ein spontanes Gedicht auf diesen Teil. Bei dieser Übung ist eine*r von euch aktiv und der*die andere gänzlich passiv und genießt.

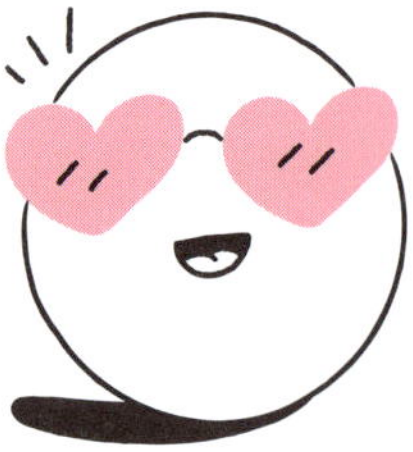

⑤ POPOKLAPSE

Wir trauen uns mal, voll ins Klischee zu tappen und den*die Eine*n übers Knie zu legen und den Poppes liebevoll zu verhauen. Der*die Klatschende lässt dabei die Hand schön flach und leicht gehöhlt, um sicher, aber effektreich zu klapsen, und variiert gerne mal zwischen Schlägen und Streicheln, um die Sensationen noch zu intensivieren. Vielleicht wollt ihr das Prozedere auch mit Worten begleiten und stimulieren.

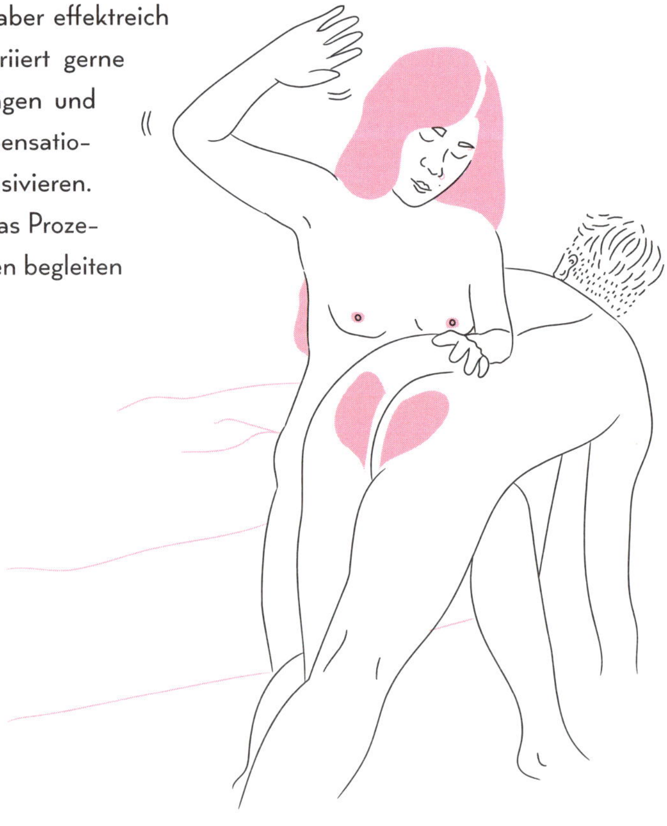

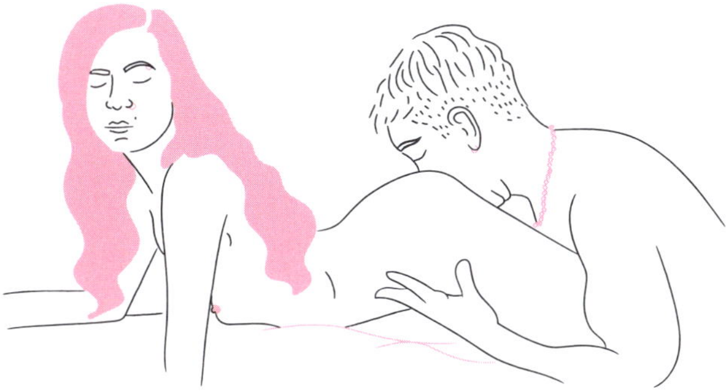

6 POLICIOUS

Eine sehr unterschätzte erogene Stelle bei allen Menschen sind die Innenseiten des Poppes. Falls das für euch ungewohnt und etwas beängstigend ist, nehmt ruhig noch mal eine Dusche, einfach nur, damit ihr euch wirklich wohlfühlt. Und dann leckert von außen nach innen eure Pobacken aus. Besonders die Rosette ist dabei eine sehr libidinöse Stelle. Spielt mit den verschiedenen Qualitäten eurer Zunge als spitzer Kitzler oder flacher Lutscher. Die Offenlegung unseres Pos ist für viele eine sehr große emotionale Öffnung gegenüber dem*r Partner*in.

7 SUPERFLY

Begebt euch für diese Stellung am besten auf die Bettkante. Eine*r von euch legt sich bäuchlings mit gespreizten Beinen auf den Schoß des Menschen mit dem Penis oder Umschnalldildo und lässt die Beine entspannt auf dem Bett liegen. Dabei kann sich der*die Penetrierte am Boden abstützen und mit sexy Hüft-auf-und-ab-und-Kreiseln die Lust pegeln, während der penetrierende Mensch Aussichten und Stimulationen genießen darf und hier auch die hervorragende Möglichkeit hat, sich am Poppes der*des Partners*in gütlich zu tun.

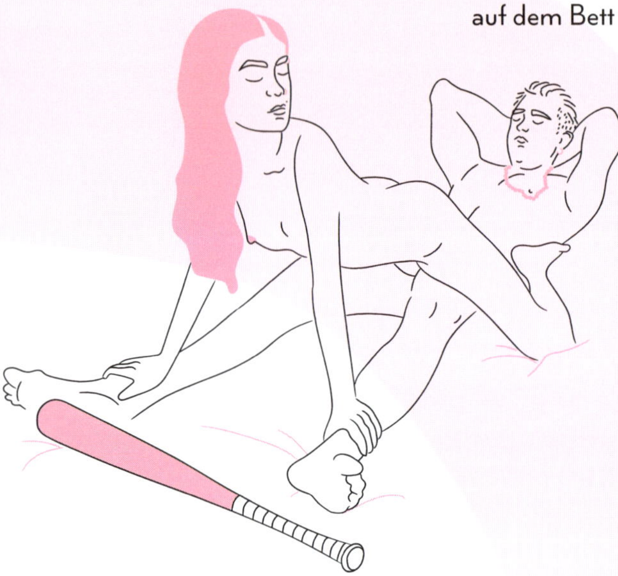

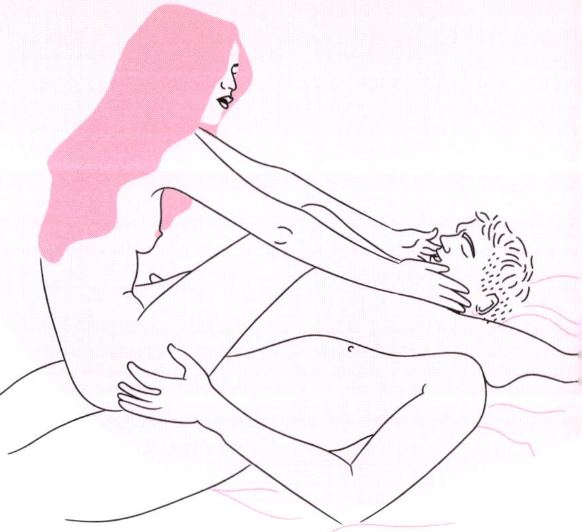

8 UPTIGHT

Nun setzt sich eine*r von euch mit überkreuzten Beinen auf den*die andere*n, wobei die Füße rechts und links neben dem Körper des aufs Kreuz Gelegten vorbeischauen. Nicht nur intensivieren sich in dieser Pose genitale Empfindungen, weil der Schoß verengt ist, auch kann der*die Obere gekonnte Ohrfeigen setzen, wenn ihr das mal ausprobieren möchtet. Bitte schaut, dass die Hand immer schön flach ist und keine Zunge zwischen die Zähne rutscht. Play safe!

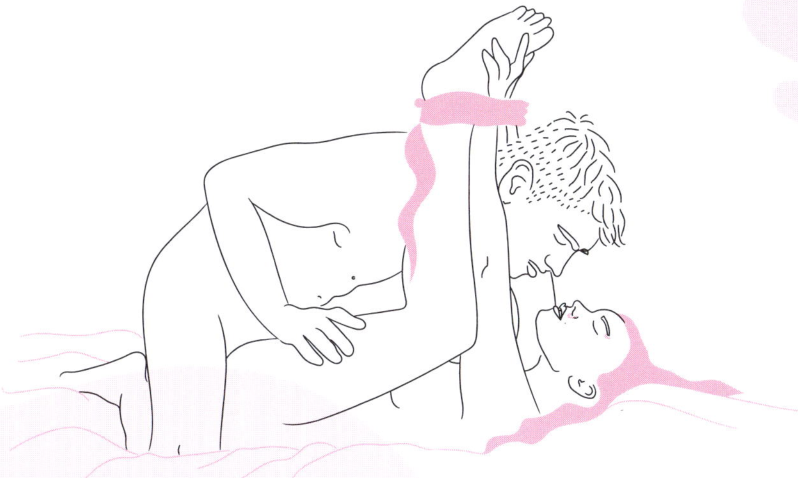

9 GEFESSELT

Jetzt spielen wir mit Fesseln und der Einschränkung von Bewegungsfreiheit. Nehmt dafür einfach ein langes Tuch oder eine Krawatte und bindet einer*m von euch Hände und Füße zusammen. Dann legt sich dieser Mensch auf den Rücken, zieht die Beine nah an den Oberkörper heran, woraufhin der*die andere von euch mit dem Kopf durch Beine und Arme nah ans Gesicht der*s Geliebten durchwutscht und mit (provisorischem) Penis in sie*ihn eindringt. Genießt die Enge, Kontrolle und Nähe.

10 AM PULS DER LIEBE

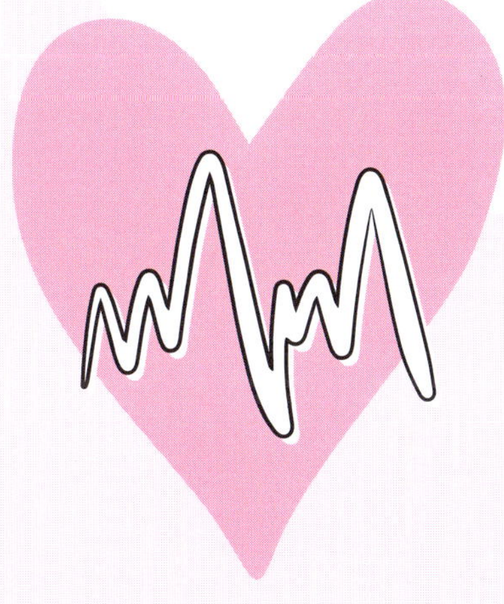

Zum Abschluss in liebender Verbindung legt ihr euch abwechselnd mit einem Ohr auf das Herz des*r anderen und lauscht seinem*ihrem Herzschlag. Schließt dabei die Augen und lasst euch von diesem Urbeat beruhigen und beleben.

7. BUCH

SEXMAGICK

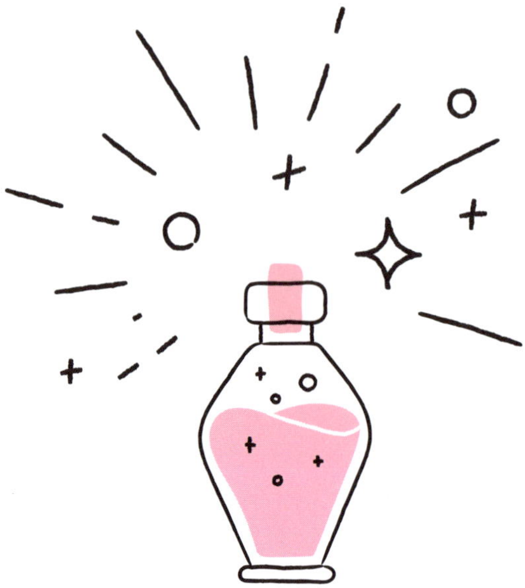

Zusammenfassung des Originals: Geheimmittel

Im letzten Buch des *Kamasutra* nach Vatsyayana werden verschiedene Wege aufgezeigt, das sexuelle Erleben wie auch die eigene Attraktivität vermeintlich zu verbessern. So dreht sich alles darum, wie Mann sich Frau auf ewig sichern kann, wie er seinen Penis vergrößern und sie ihre Vagina verkleinern kann. Dabei sind die Mittel mitunter sehr esoterisch und magisch, aber auch gewaltsam und foltergleich. So werden verschiedene Mixturen einerseits beschrieben, die allerdings aus Ingredienzien wie Hodenschweiß von Pferden, Affenkot oder Hyänenaugen bestehen und andererseits werden verschiedene physische Eingriffe vorgeschlagen, wie zum Beispiel das Duchlöchern des Penis. Igitt und Autsch! Wir finden aber auch (hoffentlich) altbekannte Verhaltenstipps wie die Vulvalippen zu reiben, bis sie feucht werden, den Penis zu blasen, damit er steif wird, oder auch Dildos zu Hilfe zu nehmen, wenn die Potenz nachlässt.

Ich möchte euch im letzten Kapitel dieses *Kamasutra* verschiedene Aphrodisiaka vorstellen, die für uns heute noch zugänglich und legal sind, und euch zudem in die schönerweise nicht mehr ganz so geheime Kunst der Sexualmagie einführen und euch zeigen, was es damit auf sich hat.

Stramm & Schlüpfrig

Das originale *Kamasutra* spiegelt trotz seines Alters von zweitausend Jahren Themen wider, die uns als effizienz-geprägte sexuelle Wesen noch heute beschäftigen: große, stramme Pimmel und feuchte, enge Mumus. Bevor wir über verschiedene Möglichkeiten der erotischen Intensivierung sprechen, ist es mir besonders wichtig, diesen sexuellen Leistungsdruck zu besänftigen. Besonders Penismenschen leiden mitunter sehr stark unter dem Performancedruck, *seinen Mann stehen* zu müssen, wodurch es einen großen Markt an allerlei chemischen und mechanischen Hilfsmitteln gibt, um die Härte zu verstärken und das Durchhaltevermögen zu verlängern. Auch Mumumenschen leiden unter Libidoverlust und suchen nach Möglichkeiten, die Lust und Feuchtigkeit am besten auf Knopfdruck wiederherzustellen. Da die Medizin hier noch kein Wundermittel gefunden hat, bedienen sich viele Paare fix und munter des Gleitmittels. Während alle diese gängigen Ansätze auf der rein physischen Ebene arbeiten, möchte ich einwerfen, dass sogenannte *sexuelle Funktionsstörungen* auch psychischer Natur sein können und so selbst eine Funktion erfüllen, insofern als dass sie uns etwas über uns mitteilen. Ich bin immer eher dafür, auf die Weisheit unserer Körper zu hören und zu lauschen, was die eigentliche Botschaft hinter dem vermeintlichen Defizit ist, die im Übrigen häufig in Bereichen des Schutzes oder der Rache rangiert. Aber natürlich können wir von beiden Richtungen wirken und unsere Psyche über die Physis glückbringend beeinflussen, genauso wie wir auch bessere Laune bekommen, indem wir einfach die Mundwinkel anheben.

Auf die Weisheit unserer Körper hören!

Das vorausgeschickt schicke ich per se kein Hilfsmittel zum Teufel. Auch Viagra kann eine gute Referenzerfahrung bieten. Für Penismenschen, die sehr lange unter schwacher Erektion leiden, kann die Angst vorm *Versagen* als self-fulfilling prophecy wirken. Durch Viagra kann ein neuer Anker gesetzt und damit auch das Selbstvertrauen gestärkt werden. Ich plädiere hingegen nicht dafür, sich vollkommen auf äußere Mittel zu verlassen. Psyche und Physis möchten immer ganzheitlich betrachtet werden. Das Gleiche gilt im Übrigen für Gleitgel. Ich glaube, dass im Idealfall eine Mumu sich selbst befeuchtet, wenn sie eben Lust hat und bereit ist, etwas penetrativ zu empfangen oder zu verspeisen (je nach Temperament der Mumu). Klar kann es sein, dass auch hier ein chronischer Zustand der Trockenheit herrscht, wobei Gleitgel ein gutes Hilfsmittel sein kann, und gleichzeitig geschaut werden möchte, was die Botschaft hinter der Dürre ist. Viele Paare jedoch gewöhnen sich nach einiger Zeit in einer Beziehung an, einfach Gleitgel zu benutzen, um effizient zu Potte zu kommen, weil sie sich eben keine Zeit fürs Vorspiel nehmen möchten oder die Frau klassischerweise den Mann einfach fix befriedigen möchte, um ihre empfundene Pflicht zu erfüllen. Macht euch nicht so viel Druck und horcht auf eure Körper. Das ist ein Akt des Respekts und der Selbstliebe und obendrein ausgesprochen sexy.

Psyche und Physis möchten immer ganzheitlich betrachtet werden.

Jut, aber was sind denn feine Aphrodisiaka, auf die wir feucht-fröhlich zurückgreifen können? Neben einem hohen Maß an Zeit und Zuneigung als effektiven Lustbereitern finden wir klar auch in der Natur so manches: So gelten Kakao und Chili schon seit Urzeiten als erotisierende Lebensmittel, und in den letzten Jahren sind auch Maca und Yams-Wurzel immer mehr ins Licht der Lust gerückt. Ich persönlich empfehle Yohimbe, eine sehr potente Baumrinde, die psychoaktiv wirkt und unsere Leistengegend schön durchblutet, während sie zugleich den Blutdruck senkt. Denn der größte Lustkiller ist und bleibt der liebe Stress. Insofern ist auch alles Aphrodisiakum, was beruhigt, wie beispielsweise lange Spaziergänge und genüssliches Wannen, aber auch Transparenz und Ehrlichkeit innerhalb der Beziehung.

Und na klar können wir uns auch gegenständlicher Hilfsmittel bedienen. Das originale *Kamasutra* verwies bereits auf Dildos, die Super-Nebenspieler sind und entweder substitutiv oder additiv zum Penis eingesetzt werden können. Weil ich persönlich kein Fan von Plastik und Silikonen in Schleimhauthöhlen bin (was vaginale und anale Öffnungen, mal ganz praktisch betrachtet, sind), empfehle ich von ganzer Mumu, auf natürliche Materialien zurückzugreifen, wie zum Beispiel Holz, Edelstahl oder auch Edelsteine.

Natürlich können wir uns auch gegenständlicher Hilfsmittel bedienen.

Als Muse der *Liebelei* liebe ich, na klar, unsere Kristalldildos und kann sie aufgrund ihrer atemberaubenden Ästhetik, Wertigkeit und auch ihrer Magie einfach nur preisen! Es ist unfassbar schön und besonders, von Rosenquarz und Co. penetriert zu werden.

Und wenn wir wieder auf die Lustgewinnung auf mumulicher Seite schauen, dann kann die Yoni-Ei-Praxis einen ordentlichen Boost geben. Yoni-Eier sind sozusagen die Liebeskugeln 1.0 und fördern die Durchblutung im Vaginalraum, sensibilisieren die Nervenenden und stärken den Beckenboden. So verhelfen sie uns Mumumenschen zu mehr Lust, mehr Feuchtigkeit, mehr Orgasmusfähigkeit und auch multiplen Orgasmen. Klingt zu schön, um wahr zu sein? Es ist tatsächlich magisch, und ich hab euch ja auch ein paar Geheimmittel versprochen. Auf unserer Website findet ihr alle Infos zu den bezaubernden Kristall-Toys, die euer Sexleben revolutionieren werden. Ich habe eben schon unseren nächsten Stargast angeteast, den wir jetzt im nächsten Kapitel voll ins wohlverdiente Licht rücken.

Der Beckenboden

Darf ich vorstellen? Der BB – euer BFF! Da leistet dieses kleine Meisterwerk an Muskeln und Bindegewebe so Großes für uns, und trotzdem ist der Beckenboden den allermeisten von uns eher ein unbeachteter und ungedankter Lebensretter und -verschönerer. Ja, eigentlich machen nur weiblich gebaute Menschen seine bewusste Bekanntschaft, wenn sie ein Kind aus ihrer Mumu gepresst haben und plötzlich das Wörtchen Rückbildung von der Krankenkasse gepusht wird. Oder eben dann, wenn's weh tut. Allerdings haben wir alle einen, und der möchte von jedem, gleich welchen Geschlechts, Alters oder welcher Reproduktivitätsrate, beachtet und beliebt werden.

Der Beckenboden besteht wie eine extrageile Torte aus drei Schichten und befindet sich zwischen den beiden Beckenknochen und dem Schambein. Das bedeutet, dass der Gute schon mal prinzipiell all unsere Organe hält und damit maßgeblich für unsere allgemeine Gesundheit verantwortlich ist. Außerdem hilft er uns, trocken zu bleiben. Denn ein gesunder Beckenboden verhindert, dass wir uns, wo wir gehen und stehen, urinal und kotal entleeren. Äußerst praktisch und angenehm, und so sorgt er auch für den von mir liebevoll sogenannten *trockenen Humor*. Inkontinenz wird immer noch sehr tabuisiert und betrifft bei Weitem nicht nur ältere Frauen, die fünf Kinder auf die Welt gebracht haben, sondern auch junge Menschen ohne Leibesfrucht.

Der Beckenboden bestimmt die Qualität unseres sexuellen Erlebens.

Was uns in diesem Rahmen des *Kamasutra* aber brennend interessiert, ist die Libidinösität des Beckenbodens! Denn er bestimmt auch die Qualität unseres sexuellen Erlebens. Für Mumumenschen beeinflusst das gute Stück nicht nur die Feuchtigkeit, sondern auch Orgasmusfähigkeit und Intensität. Schließlich ist ein Höhepunkt physisch betrachtet nichts weiter als die wellenartige Kontraktion des Beckenbodens. Bei Penismenschen konstituiert der Beckenboden tatsächlich Steifheit und Ausdauer, weshalb das Trainieren des Beckenbodens im Übrigen auch ein super Potenzmittel ist! So legt ein gesunder Beckenboden die Grundlage für multiple Orgasmen oder für den sagenumwobenen *trockenen Orgasmus* bei Penismenschen.

Wenn ihr jetzt doch neugierig auf euren BFF geworden seid, aber nicht wisst, wie ihr initialen Kontakt zu ihm aufnehmen könnt: Eine leichte Methode zum Hallo-Sagen ist es, während des Wasserlassens den Strahl mal zu stoppen. Die Muskeln, die ihr dabei aktiviert, sind die ersten Züge eures Beckenbodens. Und wenn ihr ihm sogar noch etwas Liebe zukommen lassen wollt, so könnt ihr ihn trainieren.

Mumumenschen greifen dafür am allerbesten zu Yoni-Eiern und kombinieren diese alte Praxis mit physischen Ertüchtigungen wie Yoga oder Trampolin-Springen, und Penismenschen können gezielt versuchen, ihre Hoden rhythmisch hochzuziehen und wieder sinken zu lassen. Wenn du als Penisträger*in eine größere Challenge möchtest, legst du ein Handtuch über deinen erigierten Penis und hältst es, solange du kannst.

Ohne Berührungen zum Höhepunkt

Wenn ihr gelernt habt, die verschiedenen Bereiche eures Beckenbodens anzusteuern, welches ich gezielt für Mumumenschen in meinem Onlinekurs *Yoni Ei Webinar* lehre, könnt ihr nicht nur euch selbst ohne taktile Berührung zum Kommen bringen, sondern auch eure*n Partner*in durch sogenanntes *genitales Morsen* zum Höhepunkt befördern. Dabei ruhen beispielsweise Penis und Mumu bewegungsstill in- und umeinander und stimulieren einander durch reines Aktivieren des Beckenbodens, was zu genüsslichem Pulsieren führt. Eine durchaus fortgeschrittene Praxis, die es sich allerdings lohnt, zu üben, üben, üben.

Übrigens auch eine Supergrundlage für den trendigen Slow Sex in Achtsamkeit und Entschleunigung, da ihr voll und ganz in jede Nuance eurer Empfindungen hineinspürt.

Ich hoffe, ihr seid ein wenig neugierig und begierlich auf eure liebsten Beckenböden geworden, und möchte euch im nächsten Kapitel noch in die geheime Kunst der Sexualmagie einweihen, die auch viel mit dem Beckenboden zu tun hat. Denn in einigen fernöstlichen Traditionen wie dem Tantra oder Taoismus gilt dieser als der Sitz unserer Sexual- und damit Lebensenergie.

Erotische Psychomagie

Sowohl im Taoismus als auch im Tantra, dessen kultureller Ursprung dem *Kamasutra* gleich ist, gehen wir davon aus, dass unsere Lebensenergie unserer Sexualenergie entspricht und diese in unserem unteren Bauchbereich ruht. Beide Traditionen lehren die Bewahrung wie auch Mehrung der Sexualenergie für ein gesundes und gelungenes Leben mittels verschiedener Praktiken.

Das Konzept der Sexualmagie nun geht davon aus, dass Sexualenergie nicht nur unsere Lebensgrundlage darstellt, sondern auch die potenteste Energie in dieser Welt. Schließlich ist sie Triebfeder so vieler Bewegungen und Motivationen in unserem Leben und kann sogar neues Leben erschaffen.

Allen diesen Ansätzen gemein ist, dass Sexualenergie nicht nur im Bett von Bedeutung ist, sondern dass wir sie in unseren Alltag transferieren und so auch anderweitig nutzbar machen können. Indem wir also gezielt erotische Energie in unserem Organismus akkumulieren, können wir sie beispielsweise auf das Gelingen eines beruflichen Projekts ausrichten.

Wem das zu esopeso ist, der kann vielleicht mehr mit *Psychomagie* anfangen; ein toller Ansatz des chilenischen Künstlers und Visionärs Alejandro Jodorowsky. Er bereitet für alle Skeptiker*innen und Logik-Fetischisten wie mich selbst auch einen hervorragenden Weg in die Welt der Magie, indem er schlüssig darlegt, dass unser Leben und Verhalten zu einem Großteil von unserem Unterbewusstsein gelenkt und bestimmt werden, das jedoch nicht mit Raison zu erreichen ist, sondern nur über Symbole, Riten und Bilder. Auf diese Weise können wir es schaffen, an die ungeahnten Ressourcen unseres Unbewussten heranzukommen und uns selbst befreien und quasi neu programmieren.

So durchschneiden wir beispielsweise in der Realität ein Band, das für die Verbindung zwischen zwei Menschen steht, die sich voneinander trennen möchten, und senden damit ein symbolträchtiges Signal an das Unterbewusstsein, radikal und wahrlich loszulassen.

Sollte dich dieser Ansatz mehr überzeugen können, so behalte ihn doch einfach im Hinterkopf, und auch hier gilt: Neugierde und Aufgeschlossenheit werden in der Regel belohnt.

Wie können wir denn nun aber Sexmagie oder erotische Psychomagie praktizieren? Zum Beispiel können wir sie hervorragend anwenden, um unsere Wünsche und Visionen zu manifestieren, indem wir im Moment des Höhepunktes genau an diese denken oder sie innerlich fühlbar machen. Am besten begleitet euch dieses Traumbild während des gesamten Aktes, auf dass ihr davon angeturnt und erotisiert werdet und beim Orgasmus seine Verwirklichung spürt. Sicherlich habt ihr bereits die Erfahrung gemacht, dass sich ein Orgasmus wie eine Explosion anfühlt, oder habt davon zumindest gehört, und nun stellt euch vor, dass diese geballte Energie nicht einfach verpufft, sondern sich gezielt an euren Traum richtet und den Weg dahin bahnt. Besonders zuträglich ist es, dafür die sexuelle Energie zu steigern und zu potenzieren, indem ihr beispielsweise wirklich ausgedehnten Sex habt oder auch ein paar Mal bewusst auf einen Höhepunkt verzichtet und so ein Vielfaches an geiler Energie akkumuliert, um diese dann an eure Vision zu richten und ihr darzubieten.

Neugierde und Aufgeschlossenheit werden in der Regel belohnt.

Ein weiterer spannender Aspekt von Sexualmagie ist die Alchemie. Dabei können wir rituell oder alltäglich mit unseren ureigenen Körperflüssigkeiten experimentieren. Rein logisch betrachtet gibt es keine potentere Substanz als Sperma auf diesem Planeten, und auch Periodenblut ist unsagbar gehaltvoll. So heißt es beispielsweise, dass die Vermischung dieser beiden die Verbindung zwischen zwei Menschen erheblich stärkt. Oder dass Sex während der Periode Entschlusskraft und Mut fördert.

Ein bekannteres Beispiel ist, dass manche Mumumenschen sich ein bisschen ihres Mumujus hinter die Ohren tupfen, um so besonders attraktiv auf potenzielle Partner*innen zu wirken.

Ihr seht, der Kreativität und Magie sind keine Grenzen gesetzt, und ob du nun an die Energie deiner Sexualität glaubst oder nicht, so lohnt es sich auf jeden Fall, spielfreudig zu bleiben und zu wissen: Wir bestimmen unsere Wahrnehmung und damit die Qualität unserer Realität und sind die aktiven Schöpfer*innen unseres Lebens.

Und bevor ihr nun die Wunschmaschine anschmeißt, zum Schluss noch ein weises Wort meiner Mama aus meiner Kindheit: Passt auf, was ihr euch wünscht; es könnte in Erfüllung gehen. Auch Wünschen will gekonnt sein.

Wir bestimmen
unsere
Wahrnehmung und
damit die Qualität
unserer Realität
und sind die aktiven
Schöpfer*innen
unseres Lebens.

SEX-FLOW:
FUCKING JESUS

Im letzten orgiastischen Sexflow wollen wir der Magie frönen und in einen zauberhaften Raum eindringen. Ob ihr nun abgeklärte Logiker*innen seid oder glitzernde Einhorn-Anhänger*innen, ist völlig egal, solange ihr bereit seid, euch versuchsweise auf die Kraft der Suggestion oder eben den Zauber einzulassen. Wir wollen in dieser Begegnung das Ewige und Göttliche im anderen erblicken, einander tief in die Seelen schauen und somit vielleicht auch einen Vorgeschmack der transzendentalen Dimension von spirituellem Sex erhaschen. Aus dieser Verbindung heraus formuliert ihr einen Wunsch für euer Leben und manifestiert diesen sexmagisch. Abrakadabra, ene mene und hex hex!

1 TANZ DER HÄNDE

Setzt euch einander nah gegenüber und legt die Handflächen aufeinander. Dann lasst eure Arme und Hände im fortwährenden Augenkontakt ohne verbale Kommunikation zu einem Lied tanzen. Schaut, dass ihr dabei die Verbindung nicht verliert, und lasst ohne Absprache mal den einen, dann die andere führen, und versucht auch herauszufinden, ob ihr einen Zustand kreieren könnt, indem es unklar ist, wer führt und wer folgt.

(2) DEVOTION

Um heiligen Raum zu eröffnen, legt ihr euch bitte abwechselnd dem*r anderen zu Füßen. Dabei steht der verehrte Mensch ruhig da und genießt diese vielleicht ungewohnte Zuwendung. Wenn du zu den Füßen deines*r Liebsten liegst, fühle die Hingabe in dir, und wenn du magst, kannst du als Zeichen deiner Verehrung auch seine*ihre Füße liebevoll küssen.

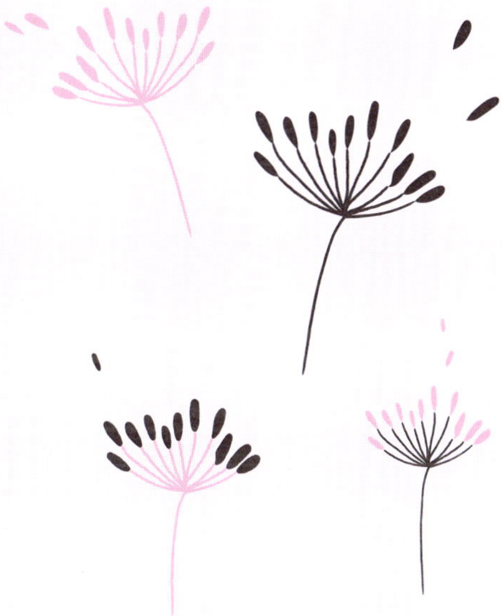

(3) GOD & GODDESS

Kommt wieder auf die gleiche Augenhöhe und schaut euch wortlos in die Augen. Nehmt euch mindestens fünf Minuten Zeit, das Göttliche, das Ewige oder schlichtweg das unangetastet Wunderschöne im anderen, in der anderen zu entdecken und zu würdigen. Schenkt euch zum Ende der Übung ein anerkennendes Lächeln.

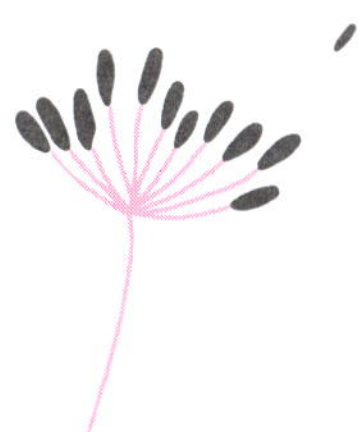

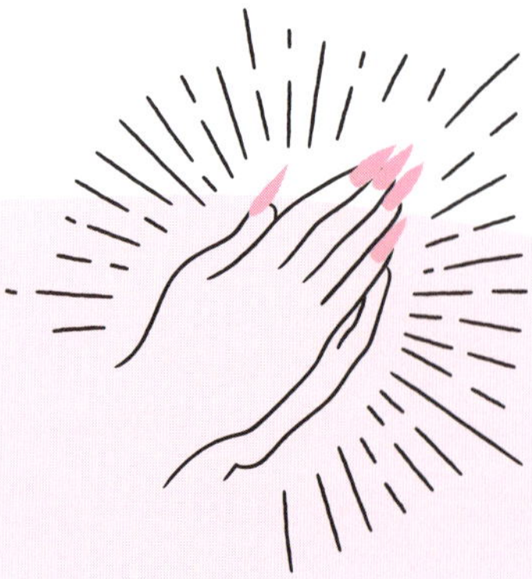

④ SHARE A WISH

Tauscht euch in achtsamer und entschleunigter Kommunikation miteinander über euren aktuell größten Wunsch oder vielleicht gar eure große Vision für euer Leben aus. Das kann euch beide zusammen betreffen, aber gerne auch nur dich selbst. Findet jeweils einen prägnanten und positiv formulierten Satz, der euren Wunsch zum Ausdruck bringt.

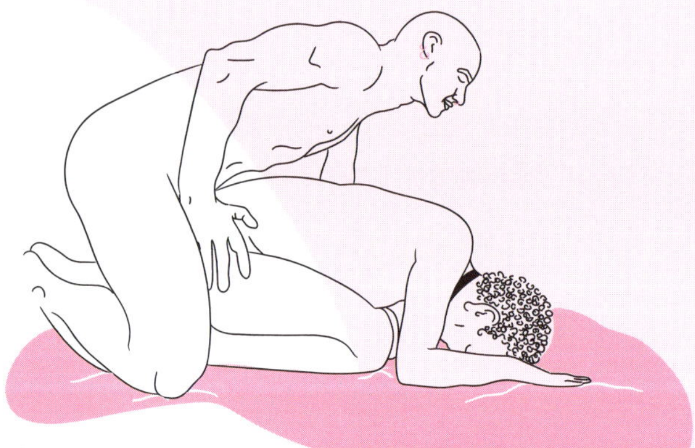

⑤ ANSCHUB

Während sich eine*r von euch in die Yoga-Asana des Kindes begibt, gesellt sich der*die andere von hinten hinzu. Dabei kann der*diejenige dem abgelegten Menschen liebevoll Nacken und Rücken streicheln und wahlweise mit (provisorischem) Penis eindringen, oder ihr könnt eure Genitalien mit Körpereinsatz oder Händen reiben und aufheizen.

6 THRONEN

Schnappt euch am besten einen Hocker oder auch einen Stuhl. Dann legt sich eine*r von euch rücklings darüber, sodass sein*ihr Schoß wunderbar exponiert und prominent ist. Nun thront bitte der*die andere auf dem so verführerisch dargebotenen schönen Teil. Gerne könnt ihr in dieser Position auch still verharren und versuchen, lediglich mit euren Beckenbodenmuskeln eure Genitalien morsen zu lassen und so den*die Liebste*n lustvoll zu stimulieren.

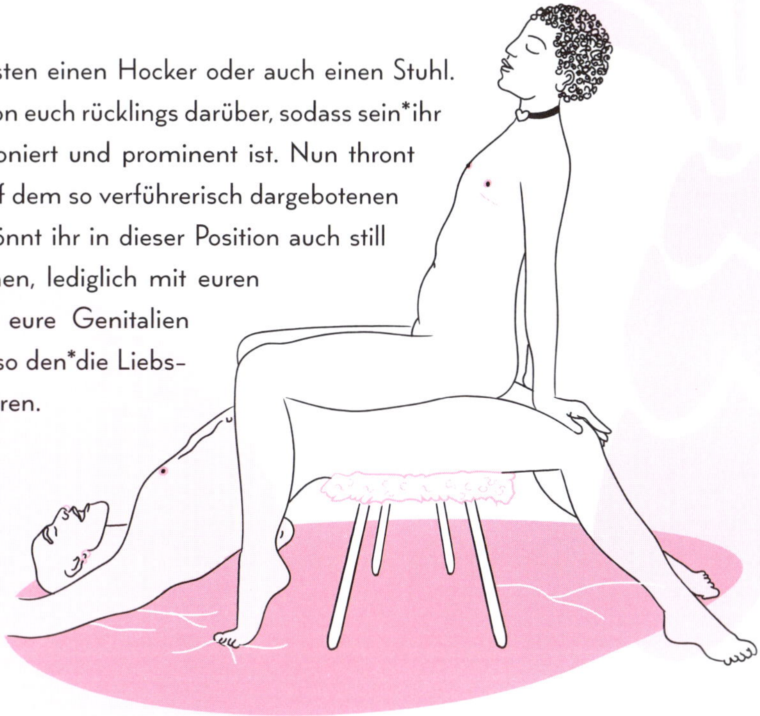

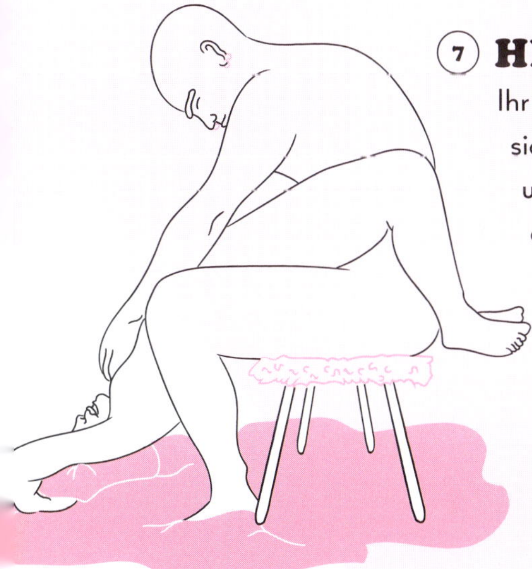

7 HINGABE

Ihr könnt auf dem Hocker bleiben, während sich der*die eine wieder nach oben erhebt und sich der*die andere von euch, der*die eben thronte, nach hinten unten sinken lässt, wobei eure Schöße in genüsslicher Verbindung bleiben. Der jetzt sitzende Mensch kann hier sehr schön den Brust- und Herzraum der hingebungsvoll geöffneten Person streicheln und massieren. Verleiht eurem Genuss hörbar Ausdruck.

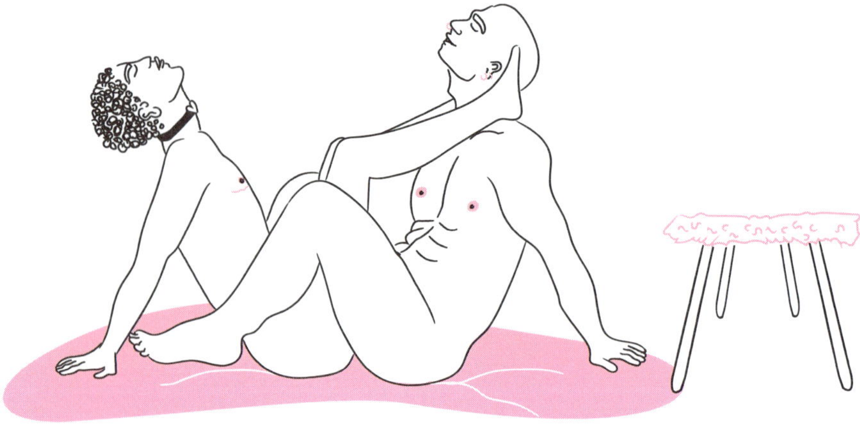

⑧ IN EINEM BOOT

Nun wieder ab aufs Bett und im Sitzen zusammengerutscht. Dann legt eine*r von euch die Beine auf die Schultern des*r anderen, sodass ihr euch entweder genital schön aneinander reiben könnt oder mit einem (provisorischen) Penis vaginal oder anal eindringt. Stützt euch entspannt nach hinten ab und versucht, eine synchrone tiefe Atmung in dieser Stellung zu etablieren.

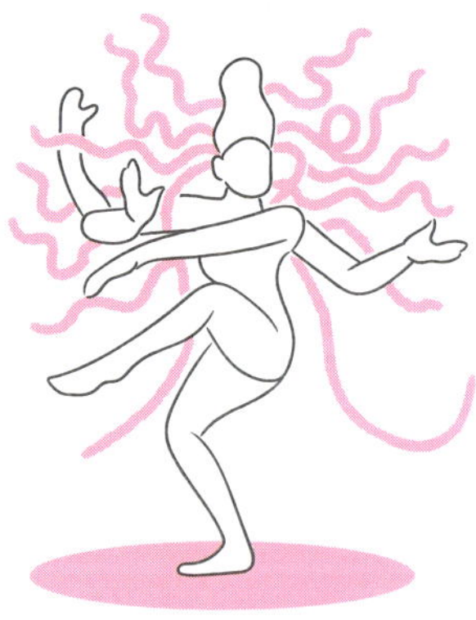

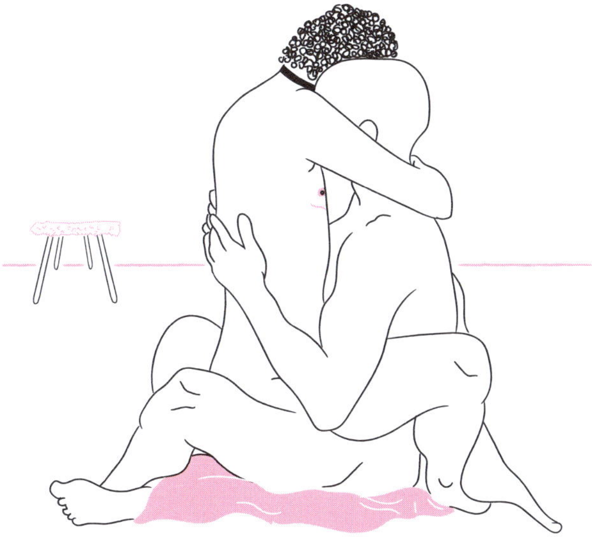

9 EWIGE LIEBE

Für die letzte Pose dieses sexmagischen Flows, welche auch eine der bedeutendsten im Tantra ist, klettert jetzt eine*r von euch auf den Schoß des*r anderen, wobei ihr euch eng aneinanderschmiegt und umeinanderschlingt. Wenn euch das zu unbequem ist, könnt ihr auch ein Kissen unter den Poppes der oben sitzenden Person schieben. Reitet auf den Wellen der Lust und ruft euch beide euren Wunsch vom Beginn in Erinnerung und lenkt all eure Aufmerksamkeit auf diesen. Stellt euch vor, dass eure orgiastische Energie in dessen Verwirklichung fließt. Spürt die Wärme und den Atem eures*r Geliebten und seid euch gewahr, dass ihr gemeinsam alles schaffen könnt.

10 TANDAVA

Zum wabernden und glühenden Abschluss praktiziert ihr eine tantrische Tanz-Meditations-Kunst. Und zwar stellt ihr euch beide wortlos hin und tanzt miteinander. Allerdings bewegt ihr euch dabei so langsam wie nur irgend möglich, dafür aber kontinuierlich, ohne Unterbrechung. Spürt den ewigen Fluss des Lebens und wie ihr gemeinsam mit eurer Liebe darin mühelos schwimmt und wirkt.

NACHSPIEL

Was guten Sex ausmacht

Lovers & Loverines, zum Ende dieses neu interpretierten *Kamasutra* möchte ich mit euch noch die heiße Frage nach dem sexuellen Gütesiegel erörtern; schließlich ist es das, was uns antreibt: die Sehnsucht nach transzendenten erotischen Erfahrungen und der Wunsch, ein*e mindblowing Liebhaber*in zu sein.

But first things first: Es geht nicht um die Technik. Es ging nie um die Technik. Und es wird nie um die Technik gehen. Read that again. Ich weiß, dass wir am allerliebsten eine How-To-Anleitung hätten, mit konkreten Schritten, die uns zeigen, wie wir uns selbst und die*den andere*n um den Verstand bringen können. Aber ihr Lieben: Auch wenn nice Werkzeuge nicht zu verachten sind, so ist und bleibt ihre Handhabung das Entscheidende.

So steht und fällt der sexuelle Genuss, ganz gleich ob allein oder zu zweit oder zu mehreren, mit unserer Präsenz. Nur wenn wir wirklich im Moment und in unseren Körpern ankommen, können wir wahrhaft Genuss erfahren und auch bieten. Logisch, oder? Sind wir präsent, öffnen sich alle unsere physischen, emotionalen und seelischen Rezeptoren, und wir nehmen so viel mehr wahr und können in einen echten Rausch der Sinne hineinschmelzen.

Aus Präsenz entsteht Verbundenheit mit unserem Gegenüber; eine unverzichtbare Zutat für guten Sex. Die Kunst in der Verbindung mit Zweiten, egal ob sexuell, romantisch oder platonisch, ist es einerseits, in Kontakt mit der*m anderen zu sein, sich aber dennoch auch selbst noch spüren zu können. Das ist die Voraussetzung, dass wir Lust aus uns selbst schöpfen, Lust am anderen haben und Lust schenken können. Es entsteht ein Tanz der Körper und Energien, und das ist heiß, heiß, heiß.

Ein weiterer Aspekt von gutem Sex ist Risikobereitschaft; in mehrerlei Hinsicht. Zum einen ist es die Fähigkeit, nicht die Neugierde oder den Mut zu verlieren, Unbekanntes auszuprobieren, und zum anderen, sich wirklich gänzlich zu offenbaren und verletzlich zu zeigen. Wenn wir uns einander authentisch präsentieren und offen und transparent mit unseren Wünschen und Gefühlen sind, entsteht echte Intimität und dadurch Freiheit und die für Hingabe nötige Sicherheit. Unerlässlich ist auch eine empathische Kommunikation vor, während und nach dem Sex. Traut euch ruhig, den Mund aufzumachen und – ganz wichtig – den Kiefer zu lockern! Sprecht aus, was euch gefällt, macht Geräusche, grunzt, quiekt, schnaubt. Erlaubt euch, genüsslich zu sein, und das hemmungslos und unverschämt. Und habt die Gelassenheit und den Humor, auch mit etwas vermeintlich scheitern zu können.

Am Ende des Tages folgt guter Sex keiner raffinierten Choreographie, sondern entspringt aus dem Flow eurer Verbindung in diesem Moment. Und woher wisst ihr, dass ihr tollen Sex hattet? Also das Schöne ist ja, dass Lust allermeistens reziprok ist, was bedeutet, wenn es sich für dich gut anfühlt, fühlt es sich in der Regel auch für das Gegenüber toll an. Und wenn ihr nach eurem Liebesakt selig und gleichzeitig energetisiert in euch ruht oder euch aus verknallten Augen anblinzelt, ist das schon mal ein gutes Zeichen. Und schlussendlich würde ich sagen, wenn ihr zu einem späteren Zeitpunkt die ein oder andere gemeinsame Sexszene in euer Masturbationskopfkino einladet, dann war das wohl auch richtig guter Sex.

Damit, ihr lieben Lustwandler*innen da draußen: Stay curious, fuck gently and may orgasms be with you!

Weiterführend

Prägende Literatur:

Vatsyayana: *Kamasutra* (Übersetzung von Klaus Mylius), Stuttgart 1999.
Ulrich Clement: *Dynamik des Begehrens*, Heidelberg 2021.
David Schnarch: *Die Psychologie sexueller Leidenschaft*, Stuttgart 2016.
Jüne Plã: *Kommt gut*, München 2020.
Alejandro Jodorowsky: *Praxisbuch der Psychomagie*, Aitrang 2011.
Anaïs Nin: *Im Delta der Venus, Frankfurt 2005.*

Weiterführende Online-Programme:

Tantric Lovers – Paartherapie in geil
In bis zu zwölf Modulen lustet ihr euch durch verschiedene Themen und Praktiken von sexy Beziehungspflege. Hier bleibt garantiert kein Auge oder Höschen trocken!
https://liebelei.co/tantric-lovers

Tantric Woman – das Luder in mir
Für alle Mumumenschen startet eine erfüllte Sexualität bei ihnen selbst. So widmen wir uns in bis zu zwölf Modulen deiner Selbstliebe, Sinnlichkeit und weiblichen Kraft!
https://liebelei.co/tantric-woman

Yoni Ei Webinar
Yoni-Eier sind des Mumumenschen beste Freundin hin zu mehr Lust und Leidenschaft. Dieser Kurs führt dich in die jahrtausendealte Praxis ein und gibt dir acht Yoni-Yoga-Sessions zum direkt Loslegen!
https://liebelei.co/yoni-ei-webinar-online-kurs

Hilfreiche Mittel:

Ökologische Kristalldildos
https://liebelei.co/kristalldildo

Yoni-Eier
https://liebelei.co/yoni-ei

Oder arbeite direkt mit mir 1:1

Einzel- und Paarsitzungen
https://liebelei.co/musings

Über die Autorin

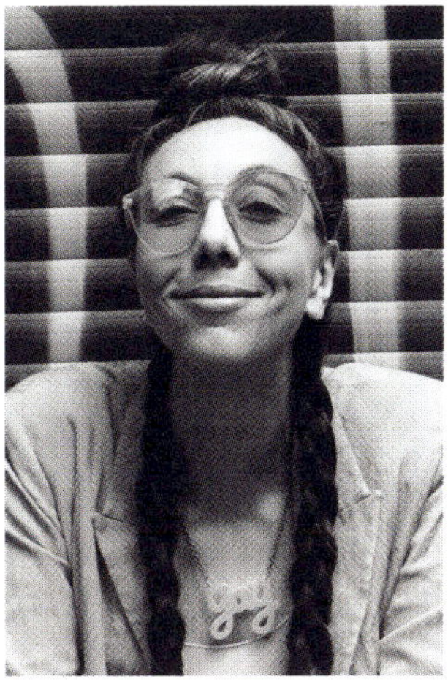

© Liebelei

Katharina Bonk, geboren 1990, studierte Medien und Kunst an der Bauhaus Universität in Weimar. Nebenher verfolgte sie ihren Lehrweg in Kundalini-Yoga, Tantra und Sexual- als auch Paartherapie. Mit ihrem Partner gründete Bonk 2017 die Liebelei, eine Berliner Brand rund um Erotik und natürliche Sexualität. Ihre selbstgewählten Berufsbezeichnungen sind Muse und Lustwandlerin.

1. Auflage
Originalausgabe

Covergestaltung: Kim Hoss
Illustrationen: Kim Hoss
Layout: Kim Hoss
Autorenfoto: Katharina Bonk, © Liebelei
Satz: Buch-Werkstatt GmbH, Bad Aibling
Druck und Bindung: Litotipografia Alcione S.r.l., Lavis
Printed in Italy

MIX
Papier aus verantwortungsvollen Quellen
FSC® C021956

Klimaneutral*
Druckprodukt
ClimatePartner.com/14044-1912-1001

Penguin Random House Verlagsgruppe FSC® N001967

ISBN 978-3 -517-30328-4